小儿百病
妙方消

何世桢 / 编著

中国中医药出版社
·北京·

图书在版编目（CIP）数据

小儿百病妙方消 / 何世桢编著 . —北京：中国中
医药出版社，2020.10
ISBN 978 - 7 - 5132 - 5929 - 3

Ⅰ . ①小…　Ⅱ . ①何…　Ⅲ . ①小儿疾病—验方—汇编
Ⅳ . ① R289.5

中国版本图书馆 CIP 数据核字（2019）第 276176 号

中国中医药出版社出版

北京经济技术开发区科创十三街 31 号院二区 8 号楼
邮政编码　100176
传真　010 – 64405750
河北仁润印刷有限公司印刷
各地新华书店经销

开本 710×1000　1/16　印张 14.75　字数 191 千字
2020 年 10 月第 1 版　2020 年 10 月第 1 次印刷
书号　ISBN 978 – 7 – 5132 – 5929 – 3

定价　49.80 元
网址　www.cptcm.com

社 长 热 线　010-64405720
购 书 热 线　010-89535836
维 权 打 假　010-64405753

微信服务号　zgzyycbs
微商城网址　https://kdt.im/LIdUGr
官 方 微 博　http://e.weibo.com/cptcm
天猫旗舰店网址　https://zgzyycbs.tmall.com

如有印装质量问题请与本社出版部联系（010 – 64405510）

把孩子健康主动权牢牢掌握在手心里

无论是爸爸妈妈，还是爷爷奶奶，带宝宝上医院看病时，心里总是沉甸甸的。看着孩子吃药打针，受苦遭罪，大多还会在心底祈求："千万别让孩子再生病了！"

是啊！千万别让孩子再生病了！可是，这个主动权在谁手里呢？求谁又有用呢？

儿科医生常常说，小孩子的病，十有八九是吃着了、冻着了。一语道破天机！因为饮食不当，所以孩子才会食积、脾虚、内热等；因为护理不当，孩子受风受凉，就会感冒、发烧、咳嗽等。

所以，孩子健康的主动权在爸爸妈妈手心里！

孩子生病，这是果；孩子为什么生病？这才是因！不种善因，何求善果？只要父母用点心，多掌握些科学的育儿知识，孩子自然就少得病、不得病了。

我家大宝小的时候，很少生病。其中一个小妙方是从小我就经常看他的舌苔，一看他舌苔厚腻，就告诉他："宝宝，你看你的舌苔多厚，最近可不能吃肉了。"后来有一次我去参加幼儿园家长会，孩子的老师问我："你是在医院上班吧？"我说："是啊。"老师说："怪不得呢！有一次吃中午饭，你们家孩子坚决不吃肉，还伸出舌头给我看，说他舌苔太厚了。那神态，跟个小大夫似的。这个事儿我得跟那些经常生病的孩子家长说一说。"

看！父母是孩子最好的榜样，父母同样是孩子最好的医生！

我工作的医院——河南中医药大学第一附属医院是全国三级甲等中医院、全国百佳医院，是河南省建院最早、规模最大的中医院，在全国非常有影响力。医院儿科同样闻名全国，拥有包括全国名中医、享受国务院政府特殊津贴专家在内的一大批知名的儿科医生。在大家读到这本育儿书的时候，我采访儿科医生写的科普育儿文章已经有七八十万字了。采访过这么多知名权威的儿科医生，有一个道理，从我出版第一本育儿书至今都没有变：

小儿虽然稚嫩，但是生命力却无比旺盛。家长们用心呵护，多掌握些育儿知识，孩子病从何来？

在这本书里，还有几位热心宝妈写的育儿经历。她们走过的弯路，得出的经验，都无比珍贵。一并奉上！

何世桢

2020 年 7 月 5 日

注：本书中提到的药物，请在医师或药师指导下使用。

孩子的脾胃好，身体就会棒棒的

孩子"便便"问题可不是小问题

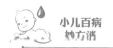

 ## 孩子不咳嗽，妈妈真省心

 ## 孩子呼吸道疾病解决方案

第五章 这样做才能让孩子聪明、长得高

 第六章 孩子的营养问题真不少

孩子的其他常见问题如何处理

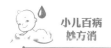
第八章　**好妈妈胜过好月嫂，这样养孩子最棒**

宝妈分享的宝贵经验

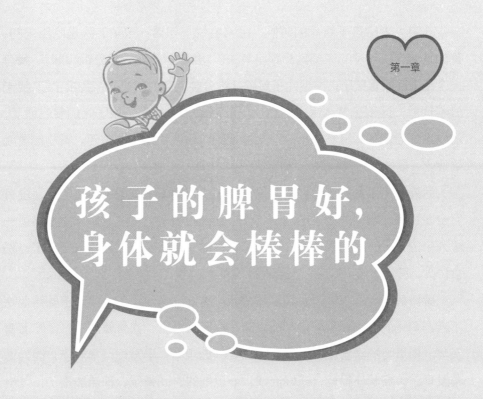

第一章

孩子的脾胃好，
身体就会棒棒的

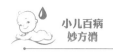
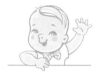 ### 小儿食积的 14 个征兆，家长不知道，孩子就生病

儿科大夫给孩子看病的时候，经常会说一句话：孩子的病是吃出来的。真的是这样，孩子的许多病都跟吃有关。"要想小儿安，三分饥和寒。"我有一个周末在家看孩子，发现儿子每隔几十分钟就会说"奶奶，我饿了"。我十分不理解，这孩子怎么饿得这么快呀。后来想明白了，孩子吃加餐吃惯了，已经形成习惯了。其实，小孩不知道饥饱，一个劲儿地要东西。不能他要就给他吃，要按需给量。

另外，现在生活条件好了，天天都是鱼啊肉啊，孩子脾胃功能差，没有完全发育好，吃下去根本不能消化，更别说吸收了。有的家庭，孩子不是一个人带的，更不好把握住量，你也喂我也喂，孩子就吃，最后胃受不了，积食化火，开始发烧、咳嗽，甚至扁桃体发炎。

脾胃病，一方面重在日常食疗调养，脾胃虚弱的孩子，一定不要给他吃不容易消化的食物，特别是不能以肉、奶、蛋为主，饮食要清淡，多吃面食蔬菜，肉蛋类的尝尝就行；另一方面要仔细观察，早发现，早治疗，因为你早发现了，症状还很轻，还好治疗，一旦拖的时间长了，积滞加重了，发烧了、吐了就难治了，妈妈要学会从日常生活中及时发现问题，发现孩子有食积症状的时候，给孩子吃点助消化的食物或者药物，小孩通常很快就好了，不会加重。

食积都有些什么症状，妈妈要知道。只要符合两三项，妈妈就要提高警惕啦。

1. 掌握体温。每天小孩睡觉后要摸摸他的胸口和腹部是不是比其他地方热。如果是，就要小心了，因为食积发烧和感冒发烧不同，一般都是胸口先热起来，这时候量量体温，通常接近 37℃。估计再有两天，就会发烧了。再者就是胸口、手心、脚心温度比较高，这在中医上叫五心烦热，也是内积化热的症状。

2. 看大便。观察小孩一天几次大便，是稀还是干，色是不是和前一天的不同，次数有没有增多，如果平时一天一次，忽然变成三次，那也是食积前兆，若不采取措施，估计第二天就拉起肚子来。正常的大便是香蕉条样的，忽然发绿，或者不成形了，或者有食物残渣，都不正常。

3. 看舌苔。每天观察舌苔，如果舌苔忽然变厚，或者一块红一块白，还有黄苔，也是脾胃出问题了。

4. 看鼻梁。看孩子的鼻梁上，是不是有青筋，如果平时没有，忽然出现，那离食积也很近了。

5. 看下眼皮。如果下眼皮忽然肿胀、发青，那可能是脾胃出问题了，食积了。

6. 看食欲。孩子每天吃东西都很香，忽然食欲不太好，或者不吃，或者挑食，可能是食积了。

7. 看眼睛。孩子眼睛没精神，像睁不开一样，有的孩子的单眼皮忽然变成双眼皮，有可能是脾胃出了问题。

8. 看睫毛。正常的睫毛是一根一根微翘，如果睫毛几根几根地粘在一起了，可能是食积了。

9. 看睡眠。如果孩子平时睡眠都很好，这两天忽然夜里翻来翻去，一会儿一醒，那也要注意，中医有句话叫"胃不和而卧不宁"。

10. 呕吐症状。吃点东西就吐，说明食积严重了。胃主升清，脾主肃降，现在不降反升。

11. 咳嗽。脾为生痰之源，肺为贮痰之器。积食过久，脾胃虚弱，日久就容易生痰，导致咳嗽不止。

12. 口气。孩子这两天忽然口气很重，那可能是食积了。

13. 腹胀。孩子没吃什么东西，肚子也很胀，那也可能是食积了。

14. 反复呼吸道感染、扁桃体发炎。积食的时候容易"化火"，而火的特

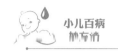
性是向上的，所以就会上攻扁桃体，小孩子就容易反复扁桃体发炎，呼吸道感染。

如果孩子出现轻微食积症状的时候，妈妈马上加以食疗、推拿等手段，一般症状不会再发展，很快就好了。

较轻的情况下，比如口气重、食欲不好、舌苔厚、偶尔咳嗽的话，一般煮点白萝卜米粥就可以了。陈皮小米粥也可以，葱白白萝卜煮水、山楂煮水也可以。当然吃点消食片之类的也可以，但消食片不能常吃，因为身体也有惰性，天天有人帮忙来消化，时间长了更不想工作了。

如果发现孩子有睡不安宁、腹胀、有时想吐的症状，就是食积有点重了，大家可以用鸡内金给孩子烙点焦馍吃。和面时放上鸡内金、芝麻，烙成焦馍，鸡内金别放太多，放多了苦，孩子不爱吃。具体怎么做，我就不一一教大家了，可以"百度"一下。注意，如果食积症状没有了，就不要再吃鸡内金了，以免对身体不好。

还有一种方法就是用牵牛子（农村这个季节能找到），也就是牵牛花的种子，大城市里不好找，农村到处都是，但是家长要注意，一定要到药店里买炮制过的，也叫"黑白丑"或者"二丑"，可以用它来煮水空腹喝，也可以用它泡软，压碎后给孩子做成煎饼之类的，让孩子吃，通常第二天就会有所好转。

如果已经出现发烧、呕吐的症状，建议还是去医院吧！

孩子食积、舌苔白厚，应该吃点啥

小孩子很容易食积，食积容易化内热，就会诱发几十种小儿常见病，比如感冒、发烧、咳嗽、腹泻、腹胀、便秘、肺炎等。另外，如果孩子食积的话，还容易导致一些其他疾病复发。比如有一次有位妈妈跟我讲，他的孩子患有抽动症，总爱挤眼睛，孩子吃了很长时间的药，病情总算控制住了。但是后来吃多了，食积上火，肝风内动，上扰神窍，疾病又复发了，真是得不偿失。

另外，孩子生病了，全家都非常麻烦。有一次有位大夫跟我讲，带孩子来看病，至少得两个大人。有的患儿和家长从外地来，起早来贪黑走，非常不容易。

所以，把食积消掉，等于把孩子的常见病消掉了一大半。其实，食积有个早期信号，比如舌苔白厚就是个典型的信号。中医有句话"舌为外露的内脏"，这句话非常生动形象，那通过舌象，当然可以由外而内发现很多疾病。

那么，小孩子食积、舌苔白怎么办呢？大家可以买一点小儿豉翘清热颗粒，这是全国名老中医郑启仲推荐的一个中成药，有清热导滞的作用。

当然，大家也可以试试小儿推拿，清胃经就挺好，每天 2 次，每次 300 下即可。小孩子"脏腑轻灵，随拨随应"，很管用。

孩子食积，有没有好的中成药

食积是小孩子的百病之源，把食积控制住了，孩子一大半儿的病都没了。小孩子食积了，会反映在舌头上。所以，中医有句话叫"舌为外露的内脏"。很多家长发现孩子舌苔白了，知道孩子食积了，但是不知道食积了该怎么办。今天就来告诉大家！

首先，孩子舌苔白不一定是食积，也有可能是受寒了。那哪种是食积呢？舌苔不仅白，而且厚，甚至有垢苔。孩子一伸舌头，舌头上有厚厚的一层白色舌苔，这就是食积啦。怎么办呢？家里备三种中成药，孩子一出现舌苔白厚，早点给孩子吃上，很多病就消灭于萌芽之中了。

健胃消食片 健胃消食片，或者健胃消食口服液，都可以，这个就不多说了，家里备一点，味道也不错，孩子也爱吃，消食除肚胀都挺好的。

小儿豉翘清热颗粒 这个中成药也有消食积的作用，但是里面还有柴胡、

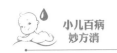
豆豉、大黄等，所以它还有解表、清热、通大便等作用，孩子食积、大便干、肚子胀的时候可以用。

山楂丸　其实山楂丸真的挺好的，现在的小孩子，个个都是"肉食动物"，山楂丸不仅能消食积，化肉食效果也非常好。

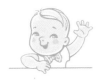

妈妈这样做饭，孩子脾胃不会弱

很多妈妈常说，自己的孩子消化能力差，脾胃不好，其实有一些小细节，能帮助到妈妈们。

妈妈们首先要了解消化的过程：食物先由牙齿咀嚼、切块，然后通过食管进入胃里。到了胃里，胃先靠不停地收缩舒张慢慢挤压食物让它变成食糜，然后到达小肠，小肠的各种消化液再将其分解成更小的分子，对其进行吸收。小肠只吸收微小的分子，大点的分子，它就直接当成垃圾扔弃了，变成了大便。

看看这个过程，就知道为什么很多孩子"能吃吃不胖"了，因为胃需要足够的空间才能消化食物，孩子吃得过饱，整天胃里撑着、鼓着、胀着，没法做好收缩运动。这时候很多食物没有被胃很好地消化，就进入肠道了。

前面说了，小肠只吸收微小的分子，食物既然没有被很好地消化，当然微小分子就少了。小肠"吃不饱"，不能开足马力干活儿，孩子的营养跟不上，当然就瘦啦！

所以，如果您的孩子脾胃不好，就应该给孩子做容易消化的食物，不要让孩子吃得过饱。小孩子吃饭容易狼吞虎咽，我们可以让孩子每一口嚼够15～20下，这样胃的负担就会小很多，食物也更容易被吸收啦！

另外，饮食一定要多样化，在选择食物时要补充优质蛋白质，比如鸡蛋、做得比较烂的肉、各种豆类等。B族维生素可帮助蛋白代谢，主要存在于杂粮及蔬菜中。维生素C（有助于合成胶原蛋白）主要存在于各种蔬菜和水果中，一定不要过分加热，不然全被破坏了。也可以吃含类胡萝卜素的食物，类胡萝卜素具有抗氧化作用，对食道、胃、肠、胆管、胰管等的修复都非常重要，它们就含在胡萝卜这类橙色食物中。

您这样给孩子吃一阵子，孩子的脾胃就会壮壮的啦！

小儿干呕是病吗

前阵子有个家长说，孩子看见饭就会干呕，问这是怎么回事。对此，河南中医药大学第一附属医院儿科主任医师周正说，小儿干呕是一种非常常见的现象，但是家长应注意，干呕不是正常的。小孩子容易干呕，首先跟他们胃部独特的构造有关。

小孩子的胃是水平的，成人的胃是悬垂的。打个比方说，成人的胃就像个葫芦一样，是悬挂着的。但是小孩子的胃就像家里种的冬瓜一样，是横放着的。所以，小孩子的胃口比较浅。老百姓经常会说，孩子吃饭都吃到嗓子眼儿了，这话没错，对于成人来说不可能，但是对于孩子来说真是这样。

很多家长不理解，孩子碰到不喜欢吃的食物容易干呕也就罢了，但是碰到喜欢吃的也干呕，这是什么原因呢？其实从中医上来讲，都跟"胃气不和"有关。孩子碰到喜欢或者不喜欢的食物，或者闻到一些异味，这时候会有个条件反射，胃气不和的孩子会出现胃气上逆的情况，刺激贲门，就容易造成干呕。

在门诊遇到干呕的孩子大多饮食状态不是太好，多伴有偏食、挑食等。所以，如果孩子出现干呕，家长最好带孩子到医院去调理一下脾胃功能。

孩子的地图舌，家长可以这样调理

好多孩子一伸舌头，乖乖，一层一层的，一圈一圈的，一块一块的，像

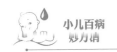
印的地图一样。河南中医药大学第一附属医院儿科主任医师宋桂华说，这就是咱们老百姓常说的"地图舌"。小孩子的地图舌，最常见的有以下四种情况，家长可以对照着调理一下。

生理性地图舌　有很少一部分孩子，吃得好，长得也结实，这类孩子有地图舌，请家长们放心，这类孩子的地图舌是生理性的，可以不用管它，随着孩子的生长发育，过一段时间可能就消失了。

脾胃出问题引起的地图舌　中医说"舌为五脏之外候"，所以，舌苔不正常肯定预示着孩子身体不健康。地图舌是哪儿出问题了呢？脾胃！

这类孩子可分为两种情况。一是脾胃虚弱，孩子挑食、厌食，这也不吃那也不吃，看啥都不香，吃得少，食欲差，吃了也不长肉。这多跟脾胃虚弱有关，可以用参苓白术散、三甲散等给孩子健健脾。家长也可以经常熬点山药粥给孩子喝。二是胃热。胃强脾弱，孩子能吃不能吸收，也会出现地图舌。当然，也有些孩子能吃也能吸收，但是内热大，手脚心热，爱出汗。对于这类孩子，家长可以买点生石膏给孩子熬粥喝。

生石膏有清热的作用，孩子发烧有大热的时候，医生会用到 30 克，用量大，清热泻火。在家里可以用量小一些，15 克即可，可以清胃热。把生石膏加上水煎十几分钟，然后把石膏倒掉，在石膏水里加上江米，熬粥给孩子喝。不要天天喝，可以隔一天喝一次。

地图舌还是孩子生病的"信号灯"　还有些细心的家长会发现，孩子原来没有地图舌，但是孩子一感冒、食积，舌苔就花了。地图舌就好像孩子生病的信号灯一样。这时候，家长可以提前给孩子预防一下，比如，一发现孩子有地图舌了，就给孩子用一些消食积的药，把食积消一消。另外，给孩子的饮食清淡一些，不要吃太饱。

缺微量元素也会引起地图舌　还有一部分小孩子的地图舌与缺乏微量元素有关，缺乏锌、铁、钙，或者多种维生素等，都会引起地图舌。

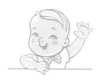

家长注意：小儿草莓舌不是地图舌

有些家长会发现，自己孩子的舌头有很多白点点或红点点，就像草莓的表皮一样。河南中医药大学第一附属医院儿科宋桂华主任医师说，这其实就是咱们老百姓所说的"草莓舌"。需要提醒家长的是，很多家长认为草莓舌就是地图舌，其实不然。

小儿草莓舌有两种情况，一种是红草莓舌，一种是白草莓舌。

<u>红草莓舌多跟热邪过盛有关</u>　红草莓舌，舌质本身是红色的，上面有一个一个的小红点。孩子有红草莓舌，多跟体内热邪过盛、耗伤胃津有关。这类孩子的内热比较大，可以到药店买生石膏15克，加上水后煎十几分钟，然后把石膏水控出来，倒掉石膏，用石膏水熬点江米粥给孩子喝。

需要提醒的是，红草莓舌，有些可能与川崎病、猩红热有关，如果发现这类孩子眼白有红血丝、口唇干、淋巴结肿大，这时候最好上医院就诊。

<u>白草莓舌多要健脾胃、祛湿热</u>　还有的孩子的舌苔是白色的，上面有很多红色的小点点。这类情况多与脾胃虚、湿热重有关。这类孩子，可以吃点苍苓散、白术散，如果热比较重，还可以加上达元散、解毒散等。

对于家长来讲，这类孩子要注意，吃得要清淡一些，别太油腻，因为孩子本身脾胃就比较虚弱，过于油腻的食物不好吸收。家长可以多让孩子吃点助消化的水果蔬菜，比如苹果、青菜等。

另外，家长还可以用芦根、白萝卜给孩子熬水喝，清清肠道的湿热。

小儿流口水怎么办

一岁以内的孩子，由于长牙刺激牙龈，以及口腔容积小、唾液分泌多等原因，出现流口水，这是正常现象。但是，如果孩子到了两三岁仍然流口水，

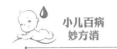

那家长们就要注意一下了。河南中医药大学第一附属医院儿科的成淑凤老师说，小儿流口水，最常见于两种情况，一种是脾虚，另一种是食积，家长可以有针对性地给孩子调理一下。

脾虚 中医讲，"脾在液为涎"。正常情况下，脾液上行于口但不溢于口外。但是，如果孩子脾虚的话，固摄不住，孩子就容易"垂涎三尺、流于口外"了。这时候家长可以给孩子健健脾，很简单，家长可以给孩子吃上一段时间山药，因为山药有补脾的作用，且还是平补，不会导致孩子上火。

另外，家长还可以用白术熬成水给孩子喝，每天以 5 克白术，熬成水，早上熬一次、晚上熬一次即可。白术有健脾补气、燥湿利水的作用。教大家个中医常识吧，白术的术在这里念"zhú"。到药店抓药的时候，你要是念对了，人家心里会说："哟，这姑娘专业呀！"再多说一点吧，如果您的孩子有脾虚、吃饭少、肚子胀、大便稀等症状，也可以用它熬水给孩子喝。

食积 还有一些孩子流口水跟食积有关，食积的孩子，消化系统需要更多的津液来帮助消食，这时候口腔中也会分泌过多的唾液，孩子就会流口水了。

家长可以到药店买焦三仙各 6 克，回来熬水给孩子喝，代茶饮即可。食积消了，自然就不流口水了。

内热大、口气大、眼屎多、嗓子干，试试"绿豆清火汤"

孩子一般都内热大，冬天家里都有暖气，再加上天气本身就比较干燥，因此很容易上火，有时候干咳、清嗓子、口臭、眼屎多，这时候可以试试给家人孩子做一道"绿豆清火汤"。

绿豆清火汤是由绿豆、梨、白萝卜组成。绿豆清肝火，清胃火，孩子如果眼屎过多就可以多用绿豆。梨除风热、清肺热、润肺、通便，治疗干咳无痰、口渴心烦。白萝卜健脾消食、理气、化痰止咳，还能清胃热，能治疗孩子口气大、食积。

这个方子里三道食材配合使用，既清内热，消食除积，又润肠通便，妈妈们反馈的效果特别好，更难得的是，它们都是经常吃的食材，没什么副作用。

绿豆清火汤的做法十分简单：在锅里加上水后放入一把绿豆，大火烧开换小火煮 10 分钟后，关火焖 20 分钟，然后再放入几块梨和几片白萝卜煮 10 分钟即可。味道鲜美，孩子都爱喝。

孩子脾胃虚，消化不良、拉肚子、食积，试试三仙粳米粥

现在孩子爱生病，很多都是由食积引起的，孩子脾胃娇嫩，有时又不知道饥饱，通常一吃多了就会便秘、拉肚子。食积生内热以后还会感冒、发烧、咳嗽，给孩子试试这道三仙粳米粥吧。

这道粥的主方就是焦三仙。妈妈们的问题估计又来了，焦三仙是个啥药？它不是一味药，而是三味中药。焦三仙是由焦山楂、焦麦芽、焦神曲组成，历代的儿科大夫给孩子们开消食药的时候，常常把这三味药合并使用，因此又叫焦三仙。山楂大家很熟悉，麦芽就是大麦发的芽，神曲是由杏仁、赤小豆等几种中药加入面粉发酵而成，都是可以食用的，用起来让人相当放心。

在焦三仙里，山楂健脾开胃、消食化积，尤其对于吃过多的肉类、油腻食物引起的食滞有效；而神曲可健脾消食、解表化湿，治疗呕吐腹胀、食积引起的感冒；麦芽行气消食、健脾开胃，常用于治疗米、面类食积，脾虚食少等。三者各司其职，能化解各种情况引起的积食。

这个食疗方非常好，做法也非常简单，到药店里买焦三仙各 10 克，粳米

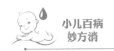
50克，白糖适量。先把焦三仙放在锅里加上水，大火烧开后换成小火煎十几分钟，然后把汁滤出来，加入粳米煮粥。粥熟了以后，根据孩子的口味适当加点白糖，甜甜的，孩子也喜欢吃，消食积效果特别好。

 知道三味中成药，孩子就没"内热"、少生病、身体棒

遇见孩子生病，很多家长都是一味地给孩子喂药，却不知道调理内热。中医讲"没有内热，不生外感"，有些孩子为什么容易生病，其元凶多是内热。

内热也叫内火，中医又称为"火热内生"。顾名思义，内热是和内寒相反的一类疾病，由于人体新陈代谢过于旺盛、产热过多所导致。咱们老百姓经常说，"小孩子火大"，这里的"火"一方面是形容小孩子爱活动，干什么事都风风火火的天性；另一方面则是说小孩子身体热量大，不论什么时候身体都像个小火炉。

孩子是纯阳之体，小儿的生理机能如旭日初升般蒸蒸日上。但这样的生理特点也创造了小儿易生内热的病理条件。最常见的情况就是吃饭吃多了，不能消化的食物在脾胃直接郁而化火，上灼呼吸道诱发外感疾病，所以医学上有"没有内热，不生外感"这样一句话。而如果让孩子大便通畅，消化好，能吃能拉，这样感冒机会就会大大降低。

大部分孩子生病前都会有共同的特点，先是饮食过量或直接暴饮暴食导致食欲不振，随后夜间睡眠不好，哭闹不安，腹部发热，口唇艳红发烫或大便不通，最后才诱发呼吸道感染及消化道疾病。在真正的疾病发生之前便是内热产生的过程，如果在此阶段把内热消除，便可使患儿转危为安。

河南中医药大学第一附属医院的任献青博士说，孩子舌苔厚、大便干、肚子胀、食欲不好、嗓子经常红肿发炎，或是感冒发烧，属于食积内热体

质，家长可在家中备三样中成药丸——"保和丸、山楂丸、肥儿丸"进行调理。适量服用这类消积导滞药，可以通过促消化提高免疫力，防止内热的发生。

保和丸　保和丸里除了山楂、神曲、麦芽，还有清热的连翘，通便治腹胀的莱菔子。中医认为，"胃以通为和"，大便通畅了，消化道疏通了，人就太平了。保和丸以消积和胃见长，故而得名。3岁以上的孩子都可以服用，消食积效果很好。

山楂丸　山楂丸由山楂、神曲、麦芽三味药组成，山楂在其中是主药，具有消食、除积、助消化的功能，神曲和麦芽也是消积化食的良药。山楂善于消油腻肉食积滞，而且还有理气止痛的作用，对于经常腹部隐痛、腹胀、消化功能不好的孩子有效果，也可以与保和丸搭配在一起吃。如果孩子晚上吃多了，肚子又胀又痛，家长们先别急，吃两个大山楂丸就没事了。

肥儿丸　如果内热过盛，孩子出现了便秘，大便干燥如羊屎，肚皮热、手心热、容易上火，这时用保和丸很难见效，建议选择肥儿丸。肥儿丸里有麦芽、神曲，还有清热的胡黄连，消积导滞的槟榔、使君子，通便效果较强。不过肥儿丸不可连续用，服用后见到大便变稀，就要停药。常吃容易形成依赖性。任献青说，解决孩子便秘问题，关键是调理饮食。还可食疗，冬天用白萝卜三片，梨两片，一块儿煮水吃；夏天用芦根煎水代茶饮。

常备"三丸"调内热，这三大"利器"，大家一定要记好了，它能让咱们的孩子免除许多疾病痛苦。

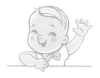

冬吃萝卜夏吃姜，秋天孩子吃啥

俗话说，冬吃萝卜夏吃姜，不用医生开药方。

那秋天吃啥？

答案只有两个字"山药"！

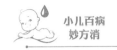
因为啥？

补脾、肺、肾。

上火不？

平补！

何老师以前参与组织过一个健康讲座，记不清是当时在座哪位专家说过的话了，但那句话让我几年都忘不了。专家说，山药"平补脾肺肾"。

啥是"平补"？平补就是缓补，也就是用平甘缓和的方法来进补。这样进补者不会上火，不会进补过度。

所以，如果你感觉你的父母、孩子身体弱，亚健康、经常生病的话，可以让他们吃一段时间的山药。

强健体质　山药具有调节内分泌、补益强壮、增强机体造血功能等作用，可改善机体免疫功能，提高抗病能力等。如果孩子经常生病，体质比较差，做父母的可以想办法让孩子多吃一点。

促消化，增食欲　山药能健脾益胃，使脾胃健运，增强人体的消化、吸收功能，增进食欲，增强体质，对食欲不振、小儿厌食、消化不良有很好的疗效。

益肺补气，止咳定喘　山药具有补肺益气、养阴止咳、调肺化痰的功效。秋天，孩子容易感冒、发烧、咳嗽、喘等，那就多吃点山药养养肺吧！

补肺润燥　秋天天气容易干燥，可以吃山药调和。山药是天然补肺润燥之品，所以，女人也可以多吃一些，美容哦！

孩子最容易食积的 5 个时期

现在的孩子爱积食，动不动给咱们"来一出"，不是上吐下泻，就是发烧上火，难道真的不可避免吗？除了孩子天生脾胃差，生活中的细节也是造成食积的诱因。妈妈们要注意，如果发现孩子有以下情况，尽量小心孩子会积食。

感冒时　一般孩子感冒了，都会食欲不振，消化能力差，这时候妈妈要特别注意，孩子饮食要清淡，多喝水，如果这时候再按平时的饮食量进食，就会发生积食。

受惊吓时　孩子受了惊吓，会直接造成消化不良，甚至会拉肚子，这时候妈妈要给孩子煮些宁神的水，比如小麦大枣汤、莲子桂圆水，好好安抚孩子，不能让孩子吃过多油腻食物，这时候最容易积食。

咳嗽时　一般孩子咳嗽时，会感觉胃里比较满，吃不下东西，而且容易吐，这时候妈妈别急着让孩子吃太多东西，尽量多喝润肺的饮品，以免积食。

拉肚子时　孩子拉肚子了，这时候更不能着急，要查明原因，对症治疗，不要想着宝宝拉着肚子，营养得跟上，肉蛋奶全上了，这么一来，不仅营养没跟上，估计病情还会加重。

吃没吃过的食物　孩子没吃过的东西，不管是什么食物，都不能一下就吃很多，都要试吃，因为孩子脾胃娇嫩，对很多东西都过敏，过敏后会拉肚子，起湿疹，食积。

让孩子越吃脾胃越棒的 10 种食物

小米　补脾健胃的好手，容易消化，可强健脾胃、滋阴养血，防治消化不良，对腹泻、呕吐也有较好的疗效。由于小米通常无须精制，因此保存了较多的营养素和矿物质。

山药　山药入脾、肺、肾三经，又是平补，能补脾养胃、生津益肺、补肾涩精，对于消化不良、出虚汗、脾胃功能差，都有较好的治疗效果。

大枣　大枣对于脾虚有比较好的效果，而且能够补血，对于孩子脾虚贫血效果很好，可以在煮粥的时候放上一两个，不宜多吃，多吃上火。

薏苡仁　利水渗湿、健脾，脾最怕湿，而薏苡仁是除湿的好手，多吃薏

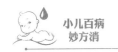
苡仁有较好的健脾效果。

茯苓　利水渗湿、健脾、化痰，对脾虚运化功能失常有非常好的效果，可以每次煮粥时放上三五个。

荞麦　养脾胃，除湿热，可以用来做稀饭，或者做成面食，都非常养脾胃。

南瓜　补中益气、消炎杀菌，可保护胃部免受刺激。南瓜煮粥或汤，都很滋养肠胃。

苹果　健脾补气益胃，生津润燥。对于脾虚食少、消化不良、便秘、胃肠功能紊乱都有好的效果。

西红柿　助消化，能协助胃液消化食物，而且不怕高温加热，不会因为加热而损失维生素。

菠菜　含有丰富的维生素，能促进肠蠕动，并且能治疗缺铁性贫血。

 ## 为什么这么多小孩子得"老胃病"

跟家长们聊天，有些家长说，以前养孩子的时候没经验，结果孩子现在身体很虚。不敢受一点凉，一受凉就感冒；也不敢吃一点凉的，吃点凉的，比如生冷的水果什么的，就拉肚子。也有些家长说，以前不知道滥用抗生素的危害，一生病就输液用抗生素，结果孩子现在身体差，经常生病不说，吃药输液以后也会拉肚子。

我们一说到"老胃病"，都是针对成人的。但是现在，小孩子也得"老胃病"了。这就是家长们的责任了，挖坑挖得太深了，怎么办呢？只有慢慢填回来。饮食上一定要注意，少让孩子食积，把脾胃慢慢养回来。孩子生病的次数少了，体质慢慢强了，身体自然就好了。

粥是最养脾胃的，家长可以给孩子做小米山药红枣粥。

小米山药红枣粥的做法很简单，取小米一小把、山药十厘米、红枣三个，在锅里一起煮熟即可。坚持让孩子吃上两三天，如果发现孩子上火的话就把红枣减一减。

这道粥里，小米，健脾养胃，补虚祛湿热；山药，补脾养胃、补肾、益肺，而且是平补，宝宝吃了不上火；红枣，健脾和胃、止泻、驱寒。三种食物配合，补脾、健胃、驱寒、暖胃，对于感冒、拉肚子都有很好的食疗效果，而且味道特别好。

孩子为什么先长门牙，再长磨牙，最后长尖牙？看完这个，你的孩子就不会食积了

妈妈们经常有这样的疑问，我家孩子这个年龄到底应该怎么选择食物呢？面吃多少？肉吃多少？

现在告诉大家一个非常有趣的计算方法，你看看自己的牙齿就知道了。人的牙齿有 32 个，大部分是磨牙。磨牙是用来咀嚼谷物的，所以马、牛、羊这些食草动物长的全都是磨牙。

尖牙是用来吃肉的，像老虎、狮子是食肉动物，所以它们嘴里长的全部是尖牙。

门牙是用来吃蔬菜、水果的，最明显的就是兔子，两颗大门牙非常明显。

咱们人类是高级动物嘛，所以既有磨牙，又有尖牙，又有门牙。那我们吃谷物、肉类、蔬菜、水果的比例是多少呢？磨牙最多，那当然要以谷物为主，提供我们身体所需要的大部分能量；尖牙和门牙各有四颗，所以肉和水果、蔬菜就是补充啦，水果蔬菜可以帮助消化，肉尝尝即可，能够补充一部分优质蛋白质。

我们的宝宝，半岁左右先出两个门牙，这就说明可以吃蔬菜水果了。到了八九个月再出两三个磨牙，就可以增加谷物啦！接着再出尖牙，这时候可以吃少量的肉啦。

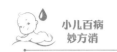
有些家长们本末倒置，先给孩子喂肉，孩子当然消化不了，伤到脾胃也很正常。所以，家长们，如果按照孩子长牙的规律给孩子喂食，孩子怎么会食积呢？

 ## 孩子的胃其实就是一口"锅"，所有的病多跟"锅"有关

孩子患了感冒、发烧、便秘、肺炎时，家长带孩子上医院看病，大夫会说，孩子是吃多了、食积了，很多家长不理解，吃个饭还能把肺炎吃出来？其实，咱们打个比方，大家就都明白了。

咱们的胃，打个形象的比喻，就是一口大锅。既然是锅，自然就有两个功能，一个是"受纳"，就是接受和容纳食物的意思；另外一个是"通降"，既然接收了，自然就要分出去，往哪儿分？下行小肠！

既然孩子的病都跟吃有关，那么咱们就来说说这口"锅"！

食积　孩子不停地吃，就相当于不停地往锅里扔食物，食物扔多了，下面的小肠拿不完了，食物就积在这口锅里了，这就是食积。

口臭　食物积在锅里，时间长了拿不走，就变臭了，臭气往上走，经过食道，到达口腔，所以孩子食积的时候就会出现口臭！

脾虚　食物的消化和吸收，实际上是在胃和小肠之间完成的，但是必须得有脾的运化。所以，中医说脾是什么？宰相！不具体负责事儿，但是权力大得很。食积了，胃不工作了，那脾脏肯定也得闲着，时间长了那还不脾虚？

腹泻　有些孩子脾胃比较弱，锅里的饭做不熟，就被小肠吸收了；或者说，有些孩子把凉东西、不容易消化的东西都扔到锅里，胃腐熟不了，小肠吸收不了，那就往下推吧，到大肠再排出体外，这就是拉肚子了。所以，孩子腹泻的时候，大便中能看到未消化的食物残渣。

便秘、腹痛、肠炎、大便带血　脾的功能是运化水谷，食积了，大肠中

无水，就没办法推动糟粕下行，这时候就便秘了。大小肠出问题了，有时候就会痉挛，这时候孩子就会肚子疼。大便太干了，肠道出血，就会出现肠炎，有些孩子甚至大便带血。

感冒、发烧 锅里的食物太多了，时间长了就会发酵，就像发酵池一样，孩子就会生内热。热的时间长了，体温跟着就上去了，孩子就会发烧。这时候稍一受凉，寒邪就进到身体里了，这时候就会感冒。

抵抗力差 脾是宰相，你想一下，一个国家的宰相都不干活儿了，那这个国家还不虚弱吗？时间长了，外敌就该入侵了，这时候孩子的抵抗力差了，就会经常生病。

多痰、贫血、咳嗽 "脾为气血生化之源"，食积了，脾虚了，气血生化的能力弱了，孩子就会贫血。食积的时候，脾运化水谷的能力变差，这时候水湿泛滥，痰湿就来了，孩子就会多痰，就会咳嗽！

肺炎 脾属土、肺属金。土生金，食积时间长了，伤到脾，脾受伤了，土不生金了，肺脏自然就出问题了，这时候肺炎就来了。

现在明白了吧！孩子生病，其实就是那口"锅"的事儿。

9 种消食积的饮料，孩子抱着不松口

食积是家长们最头疼的一件事，因为这些小淘气们个个都是"吃货"，吃得多了就上吐下泻，还容易诱发感冒、发烧、肺炎等一大堆病，其实，有很多中药、食物都有消食积的作用，做成饮料，酸甜可口，孩子们特别爱喝，也就不用怕他们食积啦！

麦芽饮 这里说的麦芽是中药炒麦芽，行气消食、健脾开胃，用于米面类食物引起的食积不消，一般饭后服用。草药店买一些，每日取 5 ~ 10 克直接煮水喝。

山楂饮 消食健胃、行气。用于肉食积滞，胃脘胀满，一般饭后服用。

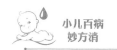
取 5 ～ 10 克直接煮水喝。

陈皮饮　温胃散寒、理气健脾,适用于胃部胀满、消化不良、食欲不振,一般饭后服用。取 3 ～ 5 克直接煮水喝。

乌梅饮　生津、解毒,能促进排便,适用于大便不畅,消化不良。取乌梅 3 ～ 5 个直接煮水(也可以加冰糖)。

苹果饮　润肠通便,可以选用花牛苹果,弄成苹果泥,加入温水后饮用,能助消化、通便。

火龙果饮　保护胃黏膜、润肠通便,可以做成泥状,调入蜂蜜加温水服用,通便消食的作用较好。

荸荠饮　润肺、生津、促进大肠蠕动、润肠通便。可以取 5 ～ 7 个,切片煮水,连汤带肉一块儿吃。

萝卜饮　下气消食、润肠通便、解毒生津。取三大片白萝卜直接煮水喝就可以。

黑木耳饮　能够促进胃肠蠕动,治疗便秘。取三五朵黑木耳泡发,切碎,煮成糊状,加蜂蜜。

小儿磨牙,妈妈别不当回事儿

小儿磨牙很常见,所以有些妈妈会觉得这都不是事儿。提醒一下,真相并非如此,河南中医药大学第一附属医院儿科的成淑凤大夫说,小儿长时间磨牙会造成许多危害。

小儿磨牙危害大　由于磨牙的时候咀嚼肌会不停地收缩,咀嚼肌纤维就会增粗。就好像肌肉天天锻炼,就会出现肌肉块儿一样,这时候孩子的脸型就会变方,影响到孩子的面容。试想一下,本来女儿是瓜子脸,变成方脸了,能好看吗?

另外,经常磨牙,牙齿就会受损,孩子受到酸、辣、冷、热等刺激的时候就会出现牙疼。再者，磨牙时间久了，大脑皮层会形成条件反射，到时候治起来会比较困难。因此，如果孩子有磨牙的毛病，千万不要忽视。

最常见的原因是食积内热　小孩子磨牙，最常见的原因就是食积，积久化热。孩子内热大，晚上睡眠不稳，阳不入阴，上扰神明，孩子的神经系统比较兴奋，就会出现磨牙。所以，这类孩子大多会伴有吃饭少、大便干、大便不规律、烦躁、舌质红、舌苔黄等。

这时候最好到医院找中医儿科大夫开一些消食、化积、导滞、清热的药进行调理。热属阳，具有上升的属性，孩子没内热了，不上扰神窍了，自然就不会磨牙了。

吃饱睡，磨牙流口水　有句俗话叫"吃饱睡，磨牙流口水"，孩子晚上吃得过饱的话，睡着以后胃肠道还要加班工作，这时候就会引起磨牙。

肚子里有肠道寄生虫了　还有一些孩子磨牙跟肚子里有寄生虫有关，肠道里的寄生虫在夜间活动，刺激肠道蠕动，孩子的神经系统兴奋，就会引起磨牙。当然，这类孩子大多会伴有肛门瘙痒等问题，细心的家长可以趁孩子熟睡的时候，看一看孩子的肛门，有没有小白虫在活动。

缺乏微量元素及维生素　有些孩子偏食挑食，不爱吃青菜，导致钙、磷以及一些维生素缺乏，这时候也会引起磨牙。当然，缺乏微量元素及维生素的孩子大多会伴有一些其他症状。比如，缺钙的孩子会伴有夜间多汗、睡眠不稳等。

总之，孩子磨牙，家长最好带孩子到医院去看看，至于原因，可以请经验丰富的医生来进行判断并对因治疗。

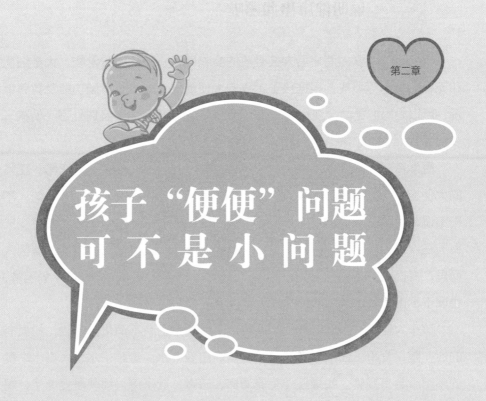

第二章

孩子"便便"问题
可不是小问题

别当粗心妈妈，孩子出现这样的"便便"说明健康出问题啦

　　正常粪便主要由消化后未被吸收的食物残渣、消化道分泌物、大量细菌和无机盐及水等组成，根据孩子本身的大便情况，能反映胃肠功能及营养情况，所以妈妈们要学会观察"便便"，以便及时发现问题，及时处理，使孩子少生病。

　　医学资料称每日不多于三次大便、每周不少于三次大便都为正常。正常的大便应该是黄香蕉状，婴幼儿大便浅褐色和金黄色也属于正常，性匀，不干不湿，没有不消化的食物。如果孩子通常都是每天一次大便的，忽然变成每天三次了，也是不正常的，虽然原则上一天三次也是正常范围，但得因人而异，得根据自己的一贯情况处理，有时候就是一天一次，但排便十分困难，也属于不正常。

　　孩子大便忽然变成绿色，要仔细观察大便是否有不消化的食物，如果有的话，就是食积，让孩子饿饿，或者煮点白萝卜水、莱菔子水、大麦水之类的喝喝就会有好转。如果还伴有流清涕、咳嗽、肚子疼，那就是受凉了，喝点红糖水、生姜水，配合摩腹就好了。

　　孩子大便忽然变稀，色比较清，有泡沫，臭气轻，有肚子疼的现象，大多是因为受了风寒，妈妈们可以煮点生姜红糖水，大多喝两次就会好转。

　　大便稀、色淡，夹乳片或者不消化的食物，气味酸臭，为伤乳、伤食积滞腹泻，妈妈们千万别自作主张给孩子来点止泻的，像蒙脱石散之类的，这么一来，泻可能止住了，但估计慢慢会发起小烧了，因为本来就是食积引起的，身体自行排出积滞，你这么硬上来给挡住了，能不加重食积么？这时候妈妈们尽量让孩子饮食清淡，少吃点，饿饿他，也可以给孩子煮点大麦茶、黑白丑（牵牛子）茶之类的，一两天就会止泻。

大便稀，夹未消化物，色淡、不臭，孩子食后易腹泻，为脾虚食滞不化，可以用小米山药鸡内金粥调理。

大便表面附着鲜红的血滴，不与大便混杂，大多是大便过于干燥了，造成了肛裂。就算是一天一次大便，次数正常，但过于干，也有问题，有内热，应给孩子多吃蔬菜水果，多喝水，多运动。

大便暗红似果酱，并有较多的黏液，是患了阿米巴痢疾（大便中的阿米巴是一种寄生虫）。如果发现这种大便，要在十分钟之内送到医院去做化验。一旦确诊，尽快治疗，以免耽误病情。

大便黑色，要先排除是不是吃了过多的红肉及动物血之类的食物造成的，如果没吃，这可是最让人担心的情况，可能是消化道出血之类的病症，一般不多见。

大便红，有白色黏液，这可能是急性细菌性痢疾。应该尽量在半小时内送检，及早治疗。

经常给孩子清清肠胃，他就不易生病了

房屋如果不定期打扫，把没用的物件清理出去，那屋子就会布满灰尘、滋生病菌，有损健康。小孩子的肠胃就像房子一样，不能只顾着往里边储存东西，而不懂整理打扫。

孩子都是天生的"小吃货"，见物则爱，看见一件东西不管能吃不能吃，总爱先抓起来往嘴里塞。不过孩子脾胃较弱，又不懂节制，遇见自己喜欢的食物便使劲享受，直到吃得肚子圆嘟嘟为止。

当进食的量超出了脾胃的正常承受范围，便不能完全消化，在肠道停滞。这些残留对肠胃来说就像是房屋里的垃圾，是没用的东西，要及时清扫出去。不然垃圾堆久了，就会腐化滋生细菌，导致免疫力下降，引起一系列疾病。

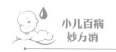
给孩子的肠胃"大扫除"，不用吃药不用打针，操作方法也很简单，只需家长用双手的拇指和食指，捏起孩子手背以上的皮肤做一扯一放动作，就像在背部捏脊的手法一样，直至捏到肘部停止，然后再返回初始部位进行操作，做 20 ～ 30 次即可。

这个手法刺激的部位其实是手少阳三焦经循行的区域，三焦为六腑之一，"六腑以通为用"，就像管道，不能发生堵塞，要时刻保持畅通。只有三焦通畅无阻，肠胃的废物才能毫无保留地排泄出体外，这是间接给肠胃大扫除的办法，效果非常不错，各位爸爸妈妈一定要记牢了，定期用它，给您孩子的肠胃做大扫除。

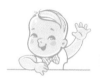
妈妈别糊涂：这样的腹泻绝不能大意

小儿腹泻，大多是饮食不当或受凉引起的，吃点药就能好；但是有种腹泻绝对不可大意，那就是秋季腹泻，治疗不及时，可危及生命。秋季腹泻又叫轮状病毒性肠炎，因多发于秋季故称之。本病主要经粪－口途径传染，也可以经呼吸道感染致病。多发生于 6 ～ 24 个月的婴幼儿。

临床表现 起病急，大便三多：水多、量多、次数多。典型的大便呈蛋花汤样，或带有少量黏液。常伴发热，呕吐。大便镜检偶有少量的白细胞，可查到轮状病毒。感染后 1 ～ 3 天即有大量的病毒排出，最长可达 6 天。

治疗 1. 饮食治疗：发热、腹泻时，由于代谢旺盛、蛋白及各种营养丢失增多，故其生理需求也增加，如果再禁食过多过久，常造成营养不良并发酸中毒，以致病情迁延不愈而影响生长发育。故应继续饮食，满足生理需求，补充疾病消耗，以缩短腹泻后的康复时间。严重呕吐者可暂禁食 4 ～ 6 小时。小米粥既可补充营养又可辅助治泻。

2. 纠正水电解质紊乱及酸碱失衡：轻者可口服补水，重者需要静脉补充。

3. 控制感染：轮状病毒不是细菌，使用抗生素弊多利少。应采取抗病毒治疗，可用阿糖腺苷、利巴韦林、喜炎平等。

4. 肠道微生态疗法：有助于恢复肠道正常菌群生态平衡，抵制病原菌定植和侵袭，控制腹泻。常用的有双歧杆菌、四联活菌、蜡样芽孢杆菌等。

5. 肠道黏膜保护剂：能吸附病原体和毒素，维持肠细胞的吸收和分泌功能，与肠黏糖蛋白相互作用，增强其屏障功能。如蒙脱石散。

6. 补锌治疗：锌对病毒感染有辅助治疗作用，世界卫生组织 / 联合国儿童基金会建议，对于急性腹泻患儿，应每日给予锌元素20mg，疗程10 ～ 14天。

7. 中药：对于秋季腹泻有非常显著的效果。常用的有小儿双解止泻颗粒、七味白术散等。

孩子长时间拉肚子，危害有多大你知道吗

1岁的小明明已经腹泻3个多月了，原本白胖水灵，现在却变得面黄肌瘦，还整天哭闹不安。孩子的妈妈对大夫说："为了孩子这病，我跑了三四家医院，但都没治好。孩子刚开始拉肚子时，到医院做大便化验，结果提示有少量白细胞，可是用抗生素治疗后，白细胞反而又增多了。"

这就是典型的小儿慢性腹泻。家长们千万要注意，孩子出生后至2岁时是婴儿生长发育的一个"起飞"阶段，慢性腹泻久治不愈会导致患儿营养不良、免疫力低下、继发感染等恶性循环，因此家长切勿大意。

引起小儿慢性腹泻的原因有三　首先，一些宝宝消化系统功能比较差，胃酸及消化酶的分泌量较少，影响了他的消化功能（多见于人工喂养的宝宝）。这类患儿常出现急性腹泻，但是由于家长没有科学彻底地治疗，因而转为慢性腹泻。

其次，有的孩子因为长期应用抗生素，在杀菌消炎的同时把肠道内的"正常"细菌统统杀灭。由于缺乏"正常"细菌，导致病菌在患儿体内大量繁殖，加重腹泻。这一点咱们当家长的也要注意，再次提醒大家，不要滥用抗

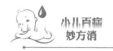
生素啦！

再者，部分患儿对食物（如牛奶中的蛋白质）过敏导致患儿久泻不愈。这类孩子容易被误诊，家长最好找个经验丰富的大夫看看，做个过敏原检查，把过敏的食物减掉就可以啦！

孩子得了慢性腹泻，时间一长，有些家长习惯了、麻木了，但有病还是要治的，因为长期慢性腹泻，食物吸收不好，孩子就会变瘦，还会影响到个头儿，还会免疫力低下经常生病，家长的麻烦会很多。

慢性腹泻，采用中药治疗效果较好。有些家长嫌中药作用慢，这点大家千万不要着急。记得我家儿子两岁多的时候，老是咳嗽，刚开始我觉得他自己能扛过去，后来过了一星期了还是如此，我就找大夫吃中药调理，三天调一次方，调了两次以后，咳嗽就轻了，我又接着让大夫给调了五次，终于，孩子的咳嗽彻底好了，此后一年多，再也没有咳嗽过。

小孩子不拉臭臭是不是"攒肚"

孩子大便正不正常，是判断孩子健康与否的一个重要标志。前阵子有个家长留言问，孩子 15 天没解大便了，是不是在"攒肚"啊？

河南中医药大学第一附属医院儿科主任医师周正说，提醒家长一下，"攒肚"是民间的一个俗称，医学上没有这种说法。孩子几天不拉臭臭，有些家长会认为孩子是在"攒肚"，是正常的。那么，哪种情况下孩子不拉臭臭是"攒肚"？

咱们首先要了解"攒肚"的意思，婴儿出生后一两个月，消化能力逐渐提高，这时候对母乳能充分地进行消化、吸收，致使每天产生的食物残渣很少，不足以刺激直肠形成排便，这时候，就会几天排一次大便，这种常见现象就是"攒肚"。

判断孩子是不是"攒肚"有两个标准 第一是要看时间，一般情况下"攒肚"不会超过一周；第二是要看大便的质地，正常情况下母乳喂养的孩子排出的都是黄色软便，如果孩子几天没拉大便，大便比较干，拉起来比较费力，那就可能是便秘了，这点家长要注意。

还有一点需要提醒家长，"攒肚"仅见于母乳喂养的孩子，添加辅食的孩子因为会有食物残渣，所以不会出现"攒肚"的情况，这点家长要注意区分。

宝妈注意：开塞露就是"救急"，不能长期使用

最近很多宝妈问，孩子便秘了，经常用开塞露，有没有什么副作用呢？关于这个问题，何老师咨询了一下河南中医药大学附属第一医院儿科的姚献花主任医师。

姚大夫说，开塞露是一种润滑剂，它能软化大便、刺激肠壁引起排便反应来协助排便。由于使用方法简单，效果也不错，因此孩子便秘的时候很多家长会给孩子用。但是提醒家长一点，对于开塞露，家长可以作为"救急"使用，不能长期给孩子用。

当孩子便秘时间久了，肚子疼，哭闹烦躁，这时候可以用开塞露来救急，帮助孩子把大便排出来。家长不要养成一便秘就用开塞露的习惯。一方面，当孩子便秘的时候，肠道自身会有一个调节作用，使用开塞露会影响到肠道的调节功能，时间久了，会形成依赖，孩子容易形成习惯性便秘。还有些家长会发现，使用久了，开塞露的作用也不明显了。

另一方面，开塞露对肛门括约肌也是一个不良的刺激。还有一些家长在给孩子使用开塞露的时候，顶端剪得不够光滑，或者手法比较粗糙，加上大便比较干，结果把直肠黏膜刺破了，给孩子造成了另外的痛苦。

最后，需要提醒家长的是，小儿便秘是一种儿科常见病，它不仅仅是肠道的问题，与小儿食积、孩子的饮食习惯等都有很大的关联。当孩子出现便秘的时候，家长最好带孩子到医院去进行药物调理，同时在医生的指导下纠正一些不良的饮食习惯，这才是治病的根本所在。

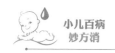

孩子偶尔肚胀怎么办？长期肚胀怎么办

我们经常会拿小孩子的肚子开玩笑，"来，让爸爸（妈妈）看看，瓜熟了没有？"为什么？因为小孩子很容易肚胀，而且肚胀的时候很明显，圆圆的。把左手的手掌放上去，用右手的四指去叩一叩，还能听到"咚、咚"的响声，真的就像鉴别西瓜熟了没有一样。

小孩子肚子胀，跟伤食有关。饮食失宜，食物停滞，胃气不降会引起这种情况。怎么办呢？我们医院国医堂的儿科专家、全国名老中医郑启仲教授说：小孩子食积引起的肚胀，有两种情况，一种是短时间的，这种就是食积，吃点消积导滞的药，很快就好了，中成药可以吃点保和丸；还有一种是长时间的腹胀，孩子出现腹胀的时候，家长不在意，或者家长不注意对孩子的饮食控制，结果孩子经常出现腹胀。长期腹胀与短期腹胀的最大区别就在于久积伤脾，孩子出现了脾虚。这时候，家长可以到药店买四磨汤口服液给孩子喝几天。

还有一个办法，就是到药店买点莱菔子（就是咱们常说的白萝卜籽），放在火上炒一炒，然后抓上一小把煮水，冲服健胃消食片，效果也非常好。

脾是孩子的后天之本，脾主肌肉四肢，小孩子经常食积、腹胀，容易伤脾，还会影响孩子的身高。您看身边那些脾虚的孩子，大多又瘦又小，所以家长一定要注意，别让孩子吃太多、吃太饱。

孩子大便发灰发白、发绿发黑，你是不是被吓到了

孩子大便颜色的问题，是很多家长都会遇到的问题。今天说两种家长们经常碰到的，但是容易担心的情况。我请教的是我们医院儿科的宋桂华主任医师，这在她门诊上真的就是"小儿科"。

大便发灰发白　对于添加辅食的孩子，出现这种情况大多跟蛋白质摄入过

多有关，比如孩子的肉、蛋、奶吃多了，大便就容易呈现灰白色。若母乳喂养的孩子出现了这种情况，当妈妈的就要注意了，请把你的饮食变清淡一点。

孩子偶尔大便发灰发白，家长不用担心，稍注意一下饮食，很快就恢复正常了。但是提醒一下，如果孩子大便颜色长时间如此，那就要考虑一下，看看是不是胆红素代谢异常，要到医院去查一下是不是有肝胆疾病了。

大便发绿发黑 孩子大便发绿发黑，最常见的原因就是受凉了。其实，小孩子很容易受凉，不注意保暖呀，或者在地上玩的时间太久等等，都会受凉。受凉时，肠蠕动会加快，结肠胆绿素来不及被还原成胆红素，大便就会呈现绿色。所以，家长们可以给孩子暖暖肚子，用暖水袋、热敷袋热敷都可以。

还有一些孩子大便发绿发黑，与吃的配方奶粉有关，有的奶粉里加有铁，如果孩子吃的奶粉没有被肠道完全吸收，那么大便排出来以后，铁元素会被氧化，这时候大便就会发绿发黑。这种情况也不用担心。

总之，孩子大便颜色异常，家长不用大惊小怪，不是什么大问题！

孩子夜晚磨牙，肚子里到底有没有虫

很多家长跟我说起孩子晚上磨牙的事，其实我儿子有一阵子晚上也磨牙。我在旁边听到，都担心他把牙给磨坏了，就赶紧推推他。但是后来想想，把小家伙推醒了，还得哄他睡觉。咱们当爹妈的，其实总是为孩子的事纠结。给孩子穿厚了怕热着，穿薄了怕冻着。所以，还是看看大夫怎么说磨牙吧。

有些孩子晚上入睡后常把牙齿磨得格格作响，这就是医学上称的"夜磨牙症"。提起夜晚磨牙，很多家长的第一反应是宝宝肚子里是不是有寄生虫了。

其实，磨牙现象属于一种咬合障碍，是咀嚼肌持续收缩造成的，而咀嚼肌的运动又是受三叉神经支配，所以凡是能影响到三叉神经和咀嚼肌的因素，都可以引起孩子熟睡时不自主的磨牙行为。除了肠内寄生虫病，一些胃肠道的疾病、口腔疾病、神经系统疾病（如精神运动性癫痫、癔病）、食积，甚至孩子白

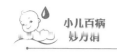
天情绪激动、过度疲劳或情绪紧张等精神因素也会刺激大脑的相应部位，通过神经引起咀嚼肌持续收缩。针对不同原因引起的磨牙，家长要做到防治有术。

肚子里有虫会磨牙 首先说一下"肠内寄生虫病"这一因素，当蛔虫寄生在孩子的肠壁上时，不但要"分享"营养物质，还会分泌毒素，刺激肠壁，孩子的肚子经常隐隐作痛，就会入睡后烦躁和夜间磨牙。对于这些可恶的虫子，最好的办法就是口服驱虫药。如果孩子面部有白斑，平时经常腹痛，可能有肠道寄生虫，可以考虑口服驱虫药。

牙齿发育也会造成磨牙 其次，口腔原因也会引起磨牙现象，儿科医生发现，儿童在 7 ～ 12 岁是恒牙的交替过程，如牙齿发育不好，上下牙接触时有的牙尖过高，咬面不平。牙齿排列不整齐的孩子，他的咀嚼肌的位置也往往不正常，晚上睡眠时，咀嚼肌常常会无意识地收缩，引起磨牙。矿物盐类和维生素 D、维生素 A、维生素 C 等，对于牙齿硬组织的形成与钙化起着较重要的作用，直接影响到牙齿组织的内在质量。

针对这一原因，家长要注意孩子的均衡饮食，全面摄取营养元素，特别是钙和磷，此二者是牙齿的主要成分，如果缺乏就会导致牙齿疏松，容易被细菌侵袭。另外，在牙齿胚胎期应给予足够蛋白质，维生素 D、维生素 A、维生素 C、钙、磷、氟等也是不可或缺的，生活中可多吃如鱼、虾、海带、海蜇、紫菜、肉皮、蹄筋等含氟较多的食物，可以增强牙齿的抗龋能力。

吃得太多也会磨牙 除此之外，吃得太多，食积也会导致"磨牙"，这时候可以给孩子口服一些消食和胃的药物，如消积散、三甲散等，或健胃消食的中成药等。其实，晚餐过量进食会加重整个消化系统的负担，这样肠胃就要跟着"加夜班"，抱怨连连。所以，孩子 2 岁以后，主张睡觉前不要喝奶（如果要喝也要提前半小时以上），不要吃过多食物。

玩得太兴奋也会磨牙 还有一部分孩子只是偶尔磨牙，而且多出现在白天过度玩耍之后，这是精神因素导致的。此时家长要重在心理调节，讲一些小故事，放一些轻音乐，安抚孩子的情绪。睡前也不要让孩子玩手机、看电视。

总体来讲，孩子磨牙也就这几个原因，只要搞清楚了并不是什么大事。

最后有一点要注意的是，宝宝在长牙的时候会觉得牙床痒痒的，不自觉地就想咬咬东西来缓解这种不舒适的感觉。这时候大人们也会说小孩子是在磨牙，但这种磨牙属于孩子生长发育期间的正常现象，跟咱们之前说的病态磨牙并不是一回事儿。针对这类情况，家长可买些磨牙饼干或者一些磨牙食物给宝宝吃，这样不仅能缓解宝宝牙龈的不适，强壮牙床，还能补充营养，锻炼宝宝的抓握与咀嚼能力，非常不错。

孩子食积、肚胀、咳嗽了，熬点陈皮萝卜水就非常管用

现在生活条件好了，宝宝吃的过于油腻，过于饱，很伤脾胃，也很容易食积。每天因为食积而感冒发烧的孩子不计其数。

消食积，可以用陈皮萝卜水，效果非常好。根据反馈，很多宝宝喝后，口气明显减轻，大便变好。陈皮，理气，消积，健脾；萝卜，消食，止咳，又能清胃热。两者配合更是事半功倍，而且非常安全。

孩子不是每天都要喝水吗？把白开水换成陈皮萝卜水就好。

做法很简单，白萝卜250克，陈皮3克。将萝卜切碎，与陈皮一同煎煮，萝卜熟了就可以啦。

提醒家长们一下，这个小食疗方不仅可以消食积，还有化痰、止咳、消腹胀的作用。所以，如果感觉孩子食积了，肚子胀胀的，或者有轻微的咳嗽，可以试试这个小妙招。

小儿秋季腹泻来了，为了孩子，咱们当爸妈的都看看

入秋了，小儿秋季腹泻该来啦。很多家长希望我普及一下这方面的知识。为了孩子，咱们当爸妈的真不容易啊。不过我觉得挺好，家长多了解一点育

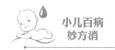
儿知识，孩子就少受点罪。

秋季是小儿腹泻的高发季节，这主要因为婴幼儿年龄较小、自身抗病能力低下，而秋季轮状病毒比较活跃，这种病毒会在肠道中繁殖、侵袭肠黏膜，导致肠内渗透压增高、肠内水分增多，从而致使小儿稀水样便的出现。小儿秋季腹泻主要表现为"三多"症状，即大便次数多、便量多、水分多，大便主要表现为黄色水样或蛋花样。由于小儿秋季腹泻时大便中的水分较多，因此腹泻容易导致小儿高渗性脱水。所以，小儿除了腹泻外，还有口渴、烦躁、皮肤及口唇干燥等症状。

西医治疗小儿秋季腹泻，主要措施是抗病毒及补液治疗。由于婴幼儿在腹泻时会失去大量的水分，因此医生在选用药物进行抗轮状病毒治疗的同时会给患儿输入葡萄糖、氯化钠等进行补液治疗。另外，中医治疗小儿秋季腹泻疗效也非常好。

出现秋季腹泻时，许多家长在患儿的饮食上往往不知所措。一部分家长认为宝宝是由于吃东西吃坏了肚子，因此盲目给宝宝禁食。也有少部分家长认为宝宝由于拉肚子失去了许多营养元素，需要大量地补充营养，因而盲目地给宝宝喂食牛奶、鸡蛋等高蛋白的食物。其实，腹泻后的宝宝脾胃功能较差、失水量较多，因此在饮食上应适当补充一些清淡的、易消化的食物，多为宝宝补充水分。对此，"粥"是最佳的选择。家长可选用一些具有健脾止泻、消积导滞作用的中药做成药粥进行调养。有两道中药药粥效果很好，原料也容易买到，家长不妨一试。

山药扁豆粥　去皮山药 30 克，白扁豆 15 克，粳米 30 克。先将粳米、扁豆放入锅中加水适量煮八成熟，再将山药捣成泥状加入，一起煮成稀粥，加白糖适量调味，每天 2 次。

山楂神曲粥　山楂 50 克，神曲 15 克，粳米 30 克。先用纱布将山楂、神曲包好放入锅中加水适量，煎煮半小时后去掉药渣，再加入粳米煮成稀粥，加适量白糖调味，每天 2 次。

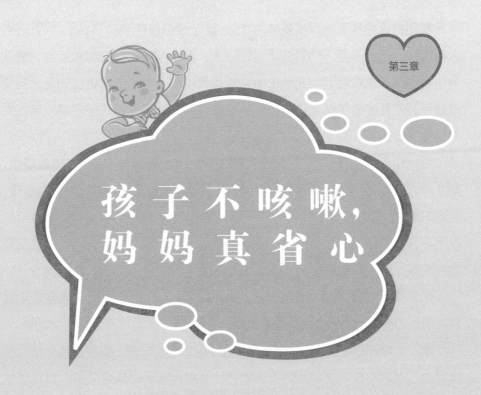

第三章

孩子不咳嗽，
妈妈真省心

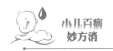
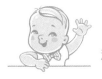

秋天孩子嗓子干、咳嗽，办法来了

我国古人把秋天叫作"多事之秋"，这个成语放在小孩子身上尤为适合。入秋以后，天气干燥，气温波动也比较大，而小孩子的肺脏比较娇嫩，很容易出现呼吸系统疾病。小儿秋季咳嗽就是其中的一种。需要提醒的是，当父母的千万不要小看了秋季咳嗽，如果没有及时止住的话，孩子容易发展成支气管炎、肺炎等，那就麻烦了。

如何预防秋季咳嗽呢？有个食疗方效果不错。准备的原材料也很简单，梨 1 个、川贝粉 3 ～ 5 克、蜂蜜适量、面粉适量即可。做的时候先将梨去核，注意不要削皮，然后把川贝放入梨去核的位置；把蜂蜜与面粉（用发酵后的面团更好）混合做成面团，面团应稍硬。然后用面团擀成片，把削好的梨全部包起来，放在锅中蒸熟即可。1 日 1 个，可预防或治疗小儿秋季咳嗽。

如果孩子还小，只有几个月大，还不能吃这一食疗方，那就用梨、川贝熬水喝也可以。

梨，大家都很熟悉，但是很多年轻的父母们不知道，梨有止咳化痰、生津解渴、退热解毒、润肺助消化等功效。从现代营养学角度分析，梨还含有多种营养成分，如蛋白质、脂肪、碳水化合物、维生素 B_1、维生素 B_2、维生素 C 等成分，并且还富含钾、钠、钙、镁、硒、铁、锰等微量元素。

川贝有润肺止咳、祛痰平喘的作用，中医大夫给小儿治疗呼吸系统疾病，常常会用到它。蜂蜜在这里也必不可少，因为它润燥的效果非常好。另外，它还可以润肠通便，中医说"肺与大肠相表里"，肠道通了，肺气就畅了。

这个食疗方，我跟很多家长都说过，普遍反响都非常好，孩子们也特别爱吃，有些孩子还嚷着让家长再给做着吃。

肺病科博士余学庆：咳嗽了，要不要做雾化

反复咳嗽的时候，无论大人还是小孩子，都会感觉不舒服。尤其是孩子，一咳嗽，家长们就会想，孩子是不是得支气管炎、肺炎啦。恨不得请个神仙，要个仙丹，马上把咳嗽止住。

仙丹是不可能啦。但是，很多家长会选择进行雾化治疗。也有一些家长询问，雾化到底好不好？为此，何老师专门替大家请教了一下河南中医药大学第一附属医院肺病科的余学庆博士。

余博士到底是博士，深入浅出，讲得很透彻，咱们一起来看看吧。

雾化，就是通过雾化装置，将液体或者粉末状的药物，雾化成微小的颗粒，并且直接进入呼吸道及肺部。

很明显，这是一种治疗方法。这种方法咱们当家长的一看就明白，它能够将药物直接作用到支气管等部位，稀释痰液、消除炎症、解除支气管痉挛、通气等，相对于口服药物需要通过胃肠黏膜吸收及血液运输到达患病的部位，它能够直达呼吸系统病灶，是一种较直接有效的给药手段，作用比较快。

有些家长发现，孩子剧烈咳嗽时，一做雾化治疗，马上就好了，太神奇了。所以，就比较迷信这种治疗方法。当然，也有些家长比较冷静，给何老师留言，问这种方法到底有没有副作用。

余博士说，首先，对于一般的呼吸系统疾病，病情不严重，不建议用雾化进行治疗。其次，雾化治疗短期没事，长期是有副作用的。这其中的副作用主要是药物本身的副作用。

因此，家长们一定要注意：

1. 很多家长自己购买了雾化装置，但是，不建议家长自行用药物给孩子进行雾化治疗。

2. 不同的疾病要用不同的雾化装置，这点家长千万要注意。

秋天孩子容易感冒、发烧、咳嗽，那就试试这个方法

中医说，肺为娇脏 肺"娇气"呀，所以孩子才容易感冒、发烧、咳嗽！孩子生病，不是胃的原因就是肺的原因。俺孩子咳嗽、流涕，何老师也烦，肺它凭什么就是娇脏，为啥不能结实点。

最近在微信上给何老师留言的家长也很多，很多人问到这个问题。对此，何老师赶紧找专家问了问，有个方法我觉得非常好，家长们可以试试！

有些妈妈不理解，肺为什么是娇脏，因为它娇嫩，是容易受邪的脏器。肺既恶热，又怕寒，它外合皮毛，主呼吸，与大气直接接触。外邪侵犯人体，不论从口鼻吸入，还是由皮肤侵袭，都容易犯肺而致病。所以说肺是一个娇嫩的脏器。

如果您在今秋想让孩子少感冒，或者少咳嗽等等，那就试试下面的方法吧！

擦胸，就是擦胸 具体方法：用左手掌轻轻按在孩子左乳左侧上方，手指斜向下，适度用力推擦至右下腹，然后再用右手掌从右乳上方，斜推擦至左下腹，如此左右交叉进行。一上一下为一次，共推擦30次左右即可。擦胸法可以增强肺气，促进胃肠和肺肾的代谢，提高免疫功能，对各种病症都有良好的辅助治疗作用。

孩子嗓子里的痰这样才能"化掉"

想必每位家长都碰到过这样的问题，孩子嗓子里就好像有痰一样，咳嗽时的声音"空……空……"的，有时候呼吸重一点嗓子里就呼噜呼噜的。每每遇到这些情况，家长们就会很担心，这痰怎么消掉啊！我也是家长，也碰到过这样揪心的情况。

河南中医药大学第一附属医院儿科的主任医师都修波，就小儿多痰的问题讲得非常透，家长们可以看看！小儿多痰，最常见的是两种情况。

一是呼吸道感染，如患有气管炎、肺炎，或者处于气管炎、肺炎的恢复期。

很多家长心里纳闷：孩子得了肺炎、气管炎，病都好了，就是嗓子里有痰，这"痰"是什么玩意儿啊？

寒痰：多吃山药，或用薏苡仁熬水喝　中医说，脾主运化水湿，小孩子脾虚了，就会聚湿生痰。如果痰是白色的，而且比较稀，这是"寒痰"。"寒者热之"嘛，这时候就要采取温肺、健脾、化痰之法进行调理。用药就不说了，是大夫的事。家长怎么办呢？很简单，让孩子多吃山药吧。蒸着吃、煮粥吃、做菜吃，都行。想办法让孩子吃就可以了。

爸爸妈妈们要注意啦，山药对孩子来说可是好东西啊，入脾、肺、肾三经，而且又是"平补"（平补就是进补的作用比较平和，孩子吃了一般不会出现上火等情况）。补脾，可以健脾化湿祛痰；补肺，可以强壮肺气，预防呼吸道疾病；补肾，可以提高孩子的免疫力。

还可以用薏苡仁给孩子熬水喝，薏苡仁利湿的效果还是很好的，用其熬水喝可利湿化痰治病。家长们，动动手吧！孩子吃不吃，就看妈妈勤不勤啦！

热痰：白萝卜、川贝熬水喝　既然有"寒痰"，肯定还会有"热痰"，有些孩子的痰是臭的、黄的，这时候就要清热化痰了。用三五片白萝卜、三五个川贝，熬水给孩子喝就可以了。白萝卜，消食积、通气、清热。川贝贵是贵了点，对孩子来说也是好东西啊，可润肺化痰、止咳平喘。

二是饮食不节。很多孩子虽然没有患气管炎、肺炎或者处于其恢复期，但是平时暴饮暴食，遇到好吃的就没有节制，这样就会产生食积，影响到脾胃的运化。中医说，饮食不节，损伤脾胃，会导致运化功能失常，生湿生痰。

对此，都修波大夫给家长提供了一个食疗方——用生山楂熬水喝。现在市场上山楂也非常好找，但是很多家长会有疑问，山楂不是只能消食积吗？其实，山楂除了可以"健脾开胃，消积化食"，还可以"活血化痰"。所以，买点鲜山楂给孩子熬水喝吧！

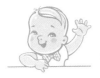

看看你的孩子是不是这种"假咳嗽"

咳嗽是一种症状,很多小孩子的常见病都会引起小儿咳嗽。所以,小孩子的咳嗽也非常容易被误诊误治。

我家小孩子前阵子就咳嗽,而且都是夜里咳,刚开始我想着孩子自己扛一下,扛过去算了。可是没想到不成,孩子一连咳了一个星期。

没办法,找大夫看看吧。碰巧琚玮老师在门诊,就到诊室里求治。琚老师很细心,看了看嗓子,又用听诊器听了听,说嗓子也不红,肺上也没有杂音,最后,确定诱发咳嗽的病根儿是"鼻涕"!

原来,孩子前阵子感冒好了,但是还有不稀不稠的鼻涕,这些鼻涕白天也不多,一天会擦上三四次。但是到了晚上,这些鼻涕就会慢慢攒,越攒越多。孩子躺在床上,就会反流到喉咙里,咽喉受到刺激,再加上容易堵塞气道,就会引起咳嗽。而且,咳起来是那种带着痰鸣音的深咳。小孩子夜里睡觉比较沉,而且也不会咳痰,所以就在沉睡中咳得非常厉害。

吃了几天的小中药,鼻涕也不流了,咳嗽也好了。

试想一下,孩子出现这样的咳嗽,用抗生素有效吗?镇咳药有效吗?所以,孩子生病了,找准病根儿非常重要。这种"假咳嗽"希望家长们注意!

小儿初咳不治好,就会变成久咳

小儿初咳时用药一定要对症,否则就会导致久咳 小儿初咳多分为风寒咳嗽和风热咳嗽。

风寒咳嗽患儿多伴有鼻塞、流涕、咽痒、咳白痰等症状,需要选用麻黄、杏仁、甘草、细辛等进行解表、宣肺、止咳治疗。而风热咳嗽除了有鼻塞、流涕外,还会伴有咽红、咽疼、咳黄痰等,治则应是清热、疏风、宣肺,选用桑叶、菊花、薄荷等中草药效果会更好。

如果小儿出现久咳的话，就应当以健脾、化痰、止咳为主了　一般可用党参、白术、陈皮、半夏等进行治疗。值得注意的是，对于脾胃功能本身发育就不完善的孩童来讲，家长在为其选用具有补脾作用的食物的时候，最好运用"平补"的方法，选择性平味甘的、容易消化的食物，如大枣、南瓜、粳米、马铃薯等。

当然，"咳喘"的患儿在门诊上也非常多见，他们大多呼吸表浅，吸气困难，表现为吸气时张口抬肩。中医有句话叫"纳气责之于肾，呼气责之于肺"，因此，小儿出现咳喘症状的时候，对肾脏的调理非常重要。

家庭护理不当也是造成小儿久咳难愈的一个重要原因　许多家长一到冬天生怕孩子冻着，让孩子穿非常厚的衣服，有的甚至穿七八层，这样的孩子易出汗、易受风、易感冒，自然容易使咳嗽加重、迁延不愈。中国有句俗话叫"欲要小儿安，耐得三分饥和寒"，就是这个道理。

咳嗽的孩子不能吃太多高蛋白食物　门诊发现，久咳的患儿多伴有大便干结，这主要是因为蔬菜摄入过少，导致纤维素缺乏而无力促使肠道蠕动。中医讲"肺与大肠相表里"，因此，"大便不排，肺气不畅"，咳嗽自然难以停止。

有两个健脾胃的食疗方，家长可以给孩子做一做：

1. **萝卜饼：**白萝卜250克，面团250克（蒸馒头用的发酵面团），瘦猪肉100克。将白萝卜洗净后切碎，放在开水中煮3分钟后捞出。然后将瘦肉切碎，与萝卜混在一起后，再用刀剁成馅。加入葱、姜、蒜、盐、味精等调料。将面团做成10个左右的小面饼，将馅放入面饼中包好，做成饼状。放在蒸锅中蒸熟。萝卜饼可以促进消化、增强食欲，可以起到健脾胃的作用，尤其对于食欲不振、食后腹胀的小儿效果较好。

2. **山药饼：**山药200克，鸡内金50克，面团250克（蒸馒头用的发酵面团）。把山药和鸡内金碾细粉，加入面团中揉匀，用上面的方法做10个小面饼，蒸熟即可食用。山药饼可以健脾和胃、补肾益气，一般的消化不良、

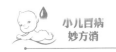
食欲不振的人群均可食用。

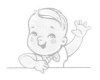 ## 为啥退烧药、镇咳药家长一定要慎用

很多家长特别害怕孩子发烧，一见孩子发烧，恨不得马上把孩子的体温降下来。有一位戴着眼镜，看起来文化素质很高的母亲，抱着孩子来看发烧。

药开完了，她拿着病例本居然一下子眼泪就掉下来了，然后就哭着歇斯底里地指着大夫说："我孩子都烧成这样了，为什么不给开抗生素？我不让你给孩子看病了！"然后抱着孩子扭头就走，也不给大夫一句解释的机会，一直到走出诊室。

在候诊的走廊上，我都能听到这位妈妈重复着那句话"孩子都烧成这样了，也不给开抗生素"。

在这里告诉各位家长，小孩子生病的时候，就像"外敌"在入侵小儿的身体，这时候，人的大脑会发出指令，派一支白细胞"部队"去抵抗入侵。这时候，人体的白细胞增多，抗体生成活跃，肝脏的解毒功能增强，物质代谢速度加快，能使病人的抵抗力有所提高。这时候人体就处于一种发烧状态。

试想一下，这时候如果家长让孩子吃退烧药、抗生素，就好像是突然来了个蛮不讲理的"调解员"，说："你们先别打了，暂时休兵！"孩子的烧当时是退下了，但是退烧药的药效一过，双方还是要打起来的，这样就会形成小儿反复发烧的情况。

除了发烧外，小儿常见的咳嗽也是人体的保护性反应，可以把吸入呼吸道的脏东西，如灰尘、尘螨、致敏原、致病菌等咳出体外。很多家长一听见孩子咳两声，赶紧给孩子用止咳药，结果就会造成小儿反复咳嗽。我的孩子在去年五月份的时候，不知道什么原因就开始咳嗽了，喉咙里总感觉有痰咳不出来。我带他到医院儿科去看病，正好河南中医药大学第一附属医院儿科的成淑凤教授在，她给孩子听了听，又开了一个中药处方。我当时就问她，是不是给孩子买点止咳类的药啊。她摇了摇头，说，不行，现在小孩子最重要的是宣肺化痰，没痰了，自然就不咳了。如果你给他用止咳药，他的痰出不来，到时候还是要咳。

看，有时候家长的爱来得太早太急，反而会让孩子更加受伤。

孩子夜里咳嗽，先试试这个方法再说

很多家长会碰到一个问题，孩子夜里睡觉的时候，会不由自主地咳几声。这很烦人，要不要去医院看看？管吧，就夜里咳那几声，白天也没事；不管吧，秋心拆两半，咳着让人发愁！其实，从疾病角度讲，咳嗽是一种症状。但是从生理反应来讲，咳嗽就是一种身体的条件反射。比如，屋里有人抽烟，小孩子走进去了，吸到二手烟了，也会不由自主地咳嗽。

孩子夜里咳嗽也是个条件反射，主要是夜里迷走神经兴奋造成的。人的迷走神经是第 10 对脑神经，它是脑神经中最长，也是分布最广的一对神经。迷走神经支配着呼吸、消化两个系统的绝大部分器官，比如喉上神经、咽支神经、肺部平滑肌等。

迷走神经有个特点，就是夜间容易兴奋，因为它管着呼吸嘛，所以它一兴奋，有时候孩子就会咳嗽。这时候怎么办呢？有个最简单的方法，让孩子坐起来喝两口水压一压就可以啦！这是我们医院儿科主任医师周正老师提供的方法，很多家长试了都管用。当然，如果不行的话，那可能是一些疾病引起的，就要上医院看看了。

食积咳嗽试试这个妙方

孩子吃多了容易食积，食积了容易咳嗽。很多家长不注意，经常给孩子吃得饱饱的，孩子就容易反复咳嗽。这类孩子的咳嗽有个特点，就是平常不

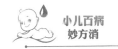
咳嗽或者咳得轻，但是一吃多就咳，有些还会伴有呕吐。

我们医院儿科周正主任医师说，食积咳嗽，类似于西医的胃食管反流引起的咳嗽。孩子吃多了，肚子比较胀，这时候胃就会蠕动异常。如果胃内容物反流到咽部，孩子嗓子就会不舒服，这时候就会咳嗽。从中医角度说，胃气以降为顺，才能通过小肠、大肠完成消化吸收。

所以，治食积咳嗽，最根本的还是消食积。中医有些大夫"见咳不治咳"，反而止咳效果特别好，就是这个道理。

食积咳嗽，家长要注意控制孩子的饮食。另外，也可以试试下面这个食疗方：用陈皮、生姜、梨熬成水，给孩子喝。这个方子消食积、化痰、止咳都挺好。另外，如果孩子夜里咳嗽比较厉害，还可以加上3瓣蒜，因为蒜性味辛温，消食积、下气。这个方子周老师在门诊上经常给家长们推荐，大家反响非常好。

 孩子的咳嗽、孩子的痰，妈妈急出来的错

这个季节，咳嗽非常常见，河南中医药大学第一附属医院儿科任献青博士说，一是由于天气干燥，二是由于空气质量不好，加上花粉、各种絮类，导致咳嗽的孩子非常多。

咳嗽的真相　孩子一声轻咳，到家长耳朵里，就跟炸雷差不多。但是，孩子为什么要咳嗽呢？咱先来说说人为什么会咳嗽。咱们当家长的应该都经历过，比如自己吃饭的时候不小心呛到了，异物进入了气管，就会不自主地使劲咳嗽，直到把这个异物咳出来才能结束。

所以，咳嗽是什么？咳嗽就是身体自主排除咽部、气管异物及肺部痰液的过程。

孩子咳嗽，没几个家长能忍得了　很多家长也明白这个道理，但一放在宝宝身上心就乱了。其实，咳嗽的过程就是这样，一开始是偶尔咳嗽一声，这时候一般没有痰，但紧接着，有点痰，慢慢能把痰咳出来、吐出来，就是好转了，痰全部咳出来，再咳嗽一两天才会完全好，这是人体自愈的一个过程。因为痰就是呼吸道黏膜分泌的黏液，包裹细菌、病毒、异物之类排出体外。

滥用镇咳药导致病情加重　很多妈妈在孩子稍微咳嗽一两下时，就给孩子用镇咳药、气管扩张药。这些药物初用时，确实效果挺明显的，孩子立马不咳嗽了，但过不了几天，孩子又咳嗽上了，而且比上次更加严重。原因很简单，孩子在排除肺部及气管的异物，用上镇咳药当时压住了，但药效过后孩子肯定会接着咳，因为体内还有病菌异物没有排出嘛。

如果家长接着给孩子乱用药，孩子失去了咳嗽这个"清理垃圾"的能力，那身体就会通过发烧，提高体温，去把这些垃圾全部消灭掉。

打个比方，这就好比家里脏了，你不去打扫卫生，只是把自己的眼睛蒙起来，那能解决问题吗？

所以说，孩子的咳嗽，孩子的痰，是妈妈急出来的错！

推荐两个治小儿"寒咳"和"热咳"的食疗方

小孩子咳嗽很常见，家长们也知道一些食疗方。但是，河南中医药大学第一附属医院儿科主任医师周正提醒，孩子咳嗽，家长要分清是"寒咳"还是"热咳"，在选择食疗方时更应注意。

寒咳　寒咳，就是孩子身体感受风寒引起的咳嗽。家长注意，这类孩子大多会伴有流清涕、舌苔白、怕冷、无汗、鼻塞等。

治疗寒咳，一个最简单的食疗方，就是用大蒜熬水给孩子喝。大蒜咱们都吃过，辛辣之品，所以它是温性的。另外，大蒜入脾、胃、肺经，它不仅有润肺止咳的作用，本身还行气消食积。孩子多有食积，因此这个方子对孩子非常好。

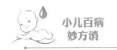
大蒜水做法很简单，用 3 瓣大蒜放到一个小碗里，放在蒸锅上，大火烧开后换成小火蒸 15 分钟就可以了。

热咳 热咳，有些孩子是感受风热之邪，或者平时吃的大鱼大肉太多，内生火热，热邪犯肺造成的。热咳的孩子，大多咯痰不爽，或者伴有口干、舌苔黄、痰黏稠、发热、咽喉肿痛等。

这时可以试试川贝炖梨，做法也很简单，这道美味孩子也比较喜欢吃。把梨洗净切开，把核掏空，做成一个梨盅，然后放上 6 粒川贝，两颗冰糖，然后把梨盖盖上，用牙签固定。放在蒸锅上大火烧开小火蒸上 60 分钟就可以了。

川贝、梨、冰糖都是凉性的。梨有润肺的作用，不多说了；川贝，可清热、润肺、止咳、化痰。凉药嘛，当然治热咳了。

宝妈们不要弄错哦！

 ## 孩子"咳儿、咳儿"一两个月不见好，到底啥原因

1 岁 3 个月的彬彬最近嗓子里好像有痰一样，整天咳个不停。有时候，他还像大人一样深深地"唉"一声，好像喘不过来气一样。妈妈带他到医院就诊，被确诊为小儿肺炎，在选用阿奇霉素、头孢地嗪等药物进行输液治疗两周后，小彬彬咳嗽症状仍然没有停止，嘴角也开始出现鹅口疮。

大夫对孩子做了仔细的检查后发现，小宝宝肺部没有任何啰音，也没有感冒发烧的症状。彬彬的妈妈把孩子最近做过的心电图、胸片、血常规等检查让大夫看，也都正常。

想必很多家长都有类似的烦恼，孩子"咳儿、咳儿"不停，听着就心焦，这到底是怎么一回事啊？其实这就是一个单纯的多痰症状。调查表明，儿科门诊上呼吸道疾病的患儿可以占到总数的 60% 左右，而小儿久咳的发病率也是非常之高。现在许多家长都担心宝宝咳嗽可能是肺炎、哮喘等疾病，因

此会"病急乱投医"，甚至长时间大剂量使用抗生素治疗。其实，小儿久咳如果盲目选用大剂量抗生素，不仅会造成其免疫力低下，还会引发一些副作用，上面这个小宝宝的鹅口疮就是拜激素副作用所赐。

事实上，有一些久咳的孩子就是呼吸道分泌物分泌过多所致，也就是中医常说的痰瘀阻滞，家长也千万不要给久咳患儿乱扣帽子。而对于这种单纯的痰湿咳嗽，中药治疗效果非常明显，只要选用一些止咳化痰的中药，如二陈散、顿咳散、白术散等进行治疗，用不了几天，患儿的咳嗽症状即会消失。

有句古语叫"鱼生火，肉生痰，萝卜青菜保平安"，这句话家长一定要牢记。久咳患儿的饮食一定要清淡，多吃萝卜、青菜，这对小儿机体代谢功能的恢复非常有帮助，肉类、鱼、虾等肥甘厚腻的食物千万不要多吃。另外，现在许多家庭都有暖气、空调，一定要注意室内的湿度及通风。

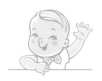

又甜又好吃的止咳方

昨天带一个朋友家的孩子找儿科的周正老师看病，他诊室里有个小姑娘，大约六七岁的样子。专家在询问家长病情的时候，这个小姑娘就在那里咳嗽，是干咳。孩子忍不住，隔一会儿就"空…空…"地咳两声。

周老师问诊完了把药开了出来，然后说，回家的时候可以试试这个小方子，对帮助止咳非常有好处。方子很简单，买根甘蔗，切一段，削去皮，找根筷子插进其中的一头，然后放在火上烤。

用中火，慢慢地把甘蔗从外到里全部烤热，这时候会闻到甜甜的味道，拿给孩子吃就可以了。小孩子个个像肉食动物似的，牙齿特别厉害，再加上烤甘蔗又热又甜，吃着特别舒服，孩子三下五除二就吃完了。

家长们要牢记，甘蔗一定要从外到内都烤热，这样才有止咳的作用，凉甘蔗反而会加重咳嗽。这种烤甘蔗治干咳效果特别好。家长们应该都遇到过干咳，特别难受，孩子嗓子痒，咳起来止不住，有时候气都喘不过来。那可

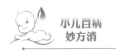
以试试这种办法！

 **孩子经常感冒、咳嗽、发烧，
看看儿科医生任献青博士的四大处方**

有很多孩子，今年冬天一直咳嗽，去了很多医院，看了很多大夫，吃了很多止咳药，都没有把咳嗽止住。但是，到了儿科医生任献青博士的门诊上，他没有用止咳药，不治咳，反而把孩子的咳嗽给治好了。何老师偷师了一下，原来，这其中的秘密在于那四个处方上。

处方一：调体质　当家长的，必须得了解自己的孩子，绝不能稀里糊涂的。最简单的，你得明白孩子是热性体质还是寒性体质。知道这个了，饮食喂养上不出大问题，孩子生病的概率就会大大降低。

比如，你的孩子是热性体质，身体瘦，手脚热，晚上睡觉像小火炉似的，那你给孩子选择食物的时候就应当少选择一些上火的东西，少吃羊肉、鱼、海鲜之类，多吃青菜、水果。

如果你的孩子是寒性体质，比如大便稀，爱拉肚子，吃饭不好，不爱活动，手脚冰凉，脸色发白，这时候就要多吃点健脾补气的，比如每天换着花样用山药、大枣、薏米给孩子熬粥喝。孩子大便稀、爱拉肚子，可经常用苹果给孩子煮点水当饮料喝。

治病于无形之中，釜底抽薪，孩子怎么会反复生病呢？

处方二："报个班儿"　一说到给孩子报班儿，很多家长会说，我们给孩子报的班儿不少了啊。哎，这里说的报班，可不是坐着学习的班儿。

家长们要牢记，无论孩子得什么病，加强运动是根本，门诊上很多孩子，一加强运动，反复呼吸道感染没了，哮喘发作次数也减少了。但是，空口说让孩子加强运动，太虚了，家长们也做不到。

说点实际的，给孩子报个班吧，比如游泳、羽毛球、跆拳道，给孩子报个这样的班，不仅可以增强孩子的体质，孩子不知不觉中又多了一项才艺，何乐而不为呢？当然，有一些特殊疾病，需要限制运动的孩子除外。

处方三：别乱补　有些孩子，天一冷就反复感冒，爱出汗，脸色发白，没有明显的热象，这类孩子是肺气虚证，找个中医儿科大夫，坚持吃一段时间健脾补肺的中药，肺气足了，自然就不会反复感冒了。

还有一类孩子也经常生病，扁桃体反复发炎，经常肿大化脓，大便干，肚子胀。这类孩子也经常生病，给家长一种错觉——孩子身体比较虚弱，所以，经常会给孩子弄些好吃的，大鱼大肉，结果，越补越生病。实际上这类孩子是实证或者虚实夹杂证，越补症状越加重。

处方四：捏小手　捏捏小手百病消，小儿推拿是非常不错的方法。根据孩子的体质，捏脊、补脾土、清补肺经、清补大肠、退六腑等等，家长坚持给孩子做一段时间，孩子的身体不知不觉就好了。

这 10 种常见病会让孩子咳咳咳

中医说"肺为娇脏"，它很娇气，所以冬天气温变化就很容易出问题。尤其是孩子，肺脏还处在发育当中，所以更容易生病，出现感冒、发烧、肺炎、支气管炎等呼吸系统疾病，这时候最容易表现出来的症状就是咳嗽。

很多妈妈们也反映，最近孩子老是咳嗽，或者孩子反复咳嗽，孩子整个冬天都在咳嗽。那咱们要知道他们为啥咳嗽，什么疾病会引起咳嗽，如何对症治疗及家庭护理，就能减少他们每天的咳咳咳了。

风寒感冒　一般是咳嗽有痰，常伴有流清涕、发热、喷嚏、鼻塞的症状。

风热感冒　一般是干咳，伴有流脓涕、舌尖红、痰黄黏等症状。

食积咳嗽　这种咳嗽一般是干咳，常伴有大便秘结、口气重、舌苔黄厚。

气管炎咳嗽　这种咳嗽一般伴有吸气性呼吸困难，并且有喘音，痰多，出现这种情况，尽快就医。

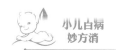
肺炎咳嗽　这种咳嗽起病比较突然，或伴有高热、寒战、吐铁锈色痰，这情况要尽快就医。

喉炎　发病时声音嘶哑、干咳，咳嗽时发出"空－空－空"的声音，随后出现吸气不畅并伴有喉鸣音，病情逐渐加重可发生显著的吸气性呼吸困难，出现这样的情况，要尽快就医。

急慢性咽炎　一般多为干咳，有些孩子有痰但咳不出来又咽不下去，伴有咽疼、声音哑。

鼻炎　一般晚上睡觉时咳嗽较多，伴有鼻塞、流鼻涕、打喷嚏、鼻痒。

腺样体肥大　表现为睡眠时张口呼吸，有鼾声，鼻涕多，咳嗽，说话时有鼻音，语音含糊。

扁桃体肥大　一般这些宝宝也是睡觉时打鼾，呼吸困难，干咳，扁桃体明显肿大。

 ## 这个方法对哪种咳嗽都有用

咳嗽是一种症状，很多病都会引起小儿咳嗽，如感冒、支气管炎、肺炎、哮喘等等。因此，如果您的孩子咳嗽了，一定要先找准病根儿，然后再对症治疗才有效。

很多家长见不得孩子咳嗽，其实小儿跟大人一样，偶尔咳两声没什么事儿。除非咳嗽过于频繁，或者咳的时候嗓子里有痰，再或者伴有感冒发烧等问题的时候，才需要到医院去找大夫救急。

那么，孩子咳嗽，家长该做点什么？难道就束手无策干着急吗？当然不啦！在这里提醒家长们，不论是哪种咳嗽，都应该积极让宝宝喝水。这时候，水就是最好的良药。宝宝饮用足够量的水，能使黏稠的分泌物得以稀释，容易被咳出。

另外，喝水还能改善血液循环，让孩子身体代谢产生的废物或毒素迅速排出体外，从而减轻对呼吸道的刺激。这样一来，孩子咳嗽的次数就会大大减轻。有的就不咳了，还有的再配上点药，也会让孩子的咳嗽好得快一些。

还有一点，家长一定要注意，千万不要乱给孩子用镇咳药。我有一次听一个关于小儿的健康讲座，时间太久了，我记不清是哪个专家讲的了。不过专家的话却深深印在我的心里，专家说，小儿咳嗽，家长给用止咳药，那就是"掩耳盗铃，自欺欺人"，捂着自己的耳朵偷铃铛，自己欺骗自己还害了孩子。

小儿的呼吸系统还没有发育完全，没有办法像成人那样将痰液有效咳出，如果一听到孩子咳嗽，就给孩子吃镇咳药，咳嗽是掩盖住了，记住，是"掩盖"。咳嗽被抑制住后，就会使痰液更难排出，最后的结果就是堵塞呼吸道，不但使咳嗽加重，还容易导致肺部感染。

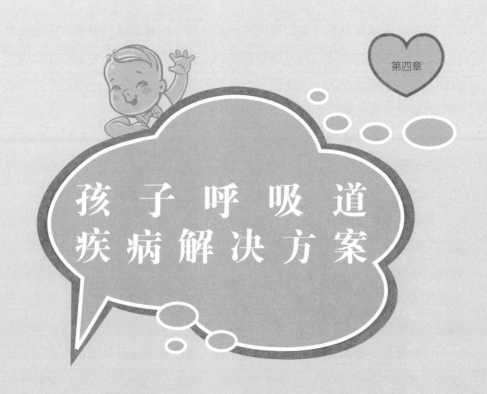

第四章

孩子呼吸道
疾病解决方案

 孩子怎样才不会得流感

很多孩子经常感冒，有时候医生会来一句：这是流行性感冒。那到底流行性感冒是个啥概念呢？流行性感冒是由流感病毒引起的一种急性呼吸道传染病。该疾病通过空气、飞沫传播，冬春季是流感高发期，一般抵抗力弱的孩子容易被该疾病感染。

流行性感冒都有什么症状？一般多有咳嗽、气喘、流涕，同时还伴随着间歇性的高烧。若治疗不及时，可在短时间内引发肺炎、脑膜炎、心肌炎等严重并发症。那么，如何让孩子远离流感呢？

勤洗小手防百病　手是传播流感的一条主要途径，流感病毒在手上能存活 70 小时。要教育孩子勤洗手，特别是从外面回家后，或饭前便后、游戏、绘画、玩玩具等活动后要用肥皂流水洗手。另外，流感流行期间应尽量避免带宝宝去人多的公共场所，必要时，给宝宝戴上口罩，避免感冒、流感病毒通过飞沫传播或者交叉感染。

均衡营养、提高免疫力　均衡的营养，可以使宝宝身体抵抗力变强。建议让宝宝多吃粥类面食，多吃新鲜水果、蔬菜，尽量避免甜腻、刺激性的食物。

加强户外体育锻炼，提高身体抗病能力　可以选择没有风、有阳光的时候，多带孩子进行户外活动，可以提高身体的抗病能力。

热水泡脚驱寒　在冬季抵御感冒病毒的战斗中，还可以选择一种非常舒服的方法，就是每晚泡脚。平时用温水泡脚，可以每周用艾叶泡脚一次，驱赶身体的寒气。脚部有着连接身体各个部位的经络，是人体的"第二心脏"，因此，脚暖和了身体自然也就暖和了。在泡脚的时候，应选择 45℃左右的热水，泡 15 ～ 20 分钟，浑身微微出汗即可。

冬季屋内外温差较大，注意加减衣服　　冬季，一般北方城市都供暖，室内外温差较大，要注意衣物的加减，就是到超市或者公众场合，也要注意衣物的加减，以免没有及时脱衣服，让孩子出汗，见风感冒。

经常清洗、晾晒衣服、被子、枕头　　如果衣物、被子、枕头等清洗不够干净彻底，阳光照射不够，细菌就容易在上面滋生，再遇上潮湿的天气，这些衣物甚至会发出异味。因此，妈妈们不仅要重视宝宝自身的卫生问题，也要提升衣物、被子、枕头等用品的除菌意识。

接种疫苗是预防的方法　　如果宝宝经常患流行性感冒又免疫力低下，容易被传染，可以提前接种流感疫苗。

 ## 喉咙有痰别怕，顺着孩子"胳肢窝"往下搓就能化掉

很多家长跟何老师反映，孩子喉咙里呼噜噜的，有痰，怎么办好呢？还有的家长说，孩子得支气管炎、肺炎了，病是治好了，就是嗓子里还有痰，不能再给孩子输液了，有什么好招吗？

有！

一是吃中药。这点确实是这样，中药在化痰方面效果十分明显。

二是小儿推拿。

婴幼儿由于免疫力弱，呼吸系统较成人更易受到感染。呼吸道黏膜受到细菌侵扰后会出现炎症，产生黏液，这些黏液聚在一起就形成了痰液。

喉咙里有了痰，就要想办法排出来，不然病菌跑到别的地方容易诱发其他疾病。不过还好人体自身有排痰机制，我们的呼吸道有许多小纤毛，它们像麦浪一样朝口腔方向摆动，而纤毛上的痰液就会随着波浪被推送到嗓子眼，人一咳嗽就把痰吐出来了。

不过对小孩子，特别是婴幼儿来说，问题就没有大人那样简单了。婴幼儿的呼吸系统尚未发育完善，有痰不会咳，很容易堵在喉、气管或咽于胃中。

许多家长在照料宝宝的时候发现孩子喉咙呼噜呼噜作响，有痰鸣音，这便是喉咙里有痰了。

小儿推拿手法中，有一个方法叫"按弦走搓摩"法，具有很好的化痰功效。具体操作是：家长站于小儿身后（身前也可以），撩起孩子的上衣，以双掌在其腋下胁肋部自上而下同时搓摩，反复50～100次，一直搓到天枢穴。搓摩前双掌要先行搓热，搓摩时流畅自然，用力适度。

好吧，说通俗一点吧，就是顺着孩子的胳肢窝，一下一下往下搓就可以了。天枢穴就在肚脐两边，也就是搓到肚脐两边为止。

这种方法可以行气化痰，还可以缓解胸闷、气短、咳嗽、喘息、肚子胀满等。

另外，宝宝有痰的时候父母要给其多饮水，尤其是23℃左右的凉开水，对咽喉部有良好的湿润和物理治疗作用，有利于局部炎症的消除。而且凉开水能使黏稠的分泌物得以稀释，容易被咳出，利于止咳和祛痰。当然，最重要的是平常要保持居室空气清新，定时开窗通风换气，不要让冷风直接吹到孩子的身上，让宝宝不生痰、少生痰。

 ## 你给孩子擤鼻涕的时候孩子舒服吗

小孩子特别容易感冒，一感冒鼻子上就会挂两条"小虫子"，咱们当父母的会主动拿张纸给孩子擤鼻涕。

别以为擤鼻涕是小事，你会给孩子擤鼻涕吗？

何老师可以拍着胸脯说："我会！"这个一点都不夸张啊，俺儿子感冒的时候或者感冒快好的时候，最喜欢我帮他擤了，原因很简单，舒服！

我非常不乐意看爸妈给小家伙擤鼻涕，他们总是捏着孩子的小鼻子，然后说："使劲儿！"孩子哼一下过后，他们用力捏一下孩子的鼻子，然后再一甩，说"好啦！"再看看儿子的鼻子红红的，鼻涕还在那悬着呢！

回忆一下童年，何老师小的时候在农村长大，那时候大冬天小伙伴们很多都挂着长长的鼻涕，穿的也都是棉花做的袄。那时候我们有鼻涕了，用袖子一擦，然后就玩去了。时间久了，袖口的地方油光发亮，拿根火柴一擦，都能擦着。

嘿嘿，你们也有吧？

今天教大家正确地给孩子擤鼻涕的方法。大部分家长给孩子擤鼻涕，都是用手指头同时捏住两个鼻孔，让孩子攒股劲儿猛地一哼。其实这样的擤鼻涕方法非常危险，鼻窦的空腔都与鼻腔相通，用力擤鼻涕时鼻腔内压力增高，鼻涕和其中的病菌就会瞬间被挤到鼻窦内引起鼻窦炎。

所以，家长们掌握正确的擤鼻涕方法对预防鼻炎非常重要。擤鼻涕时，先让孩子深吸气，用手绢轻压一个鼻孔，出气时会将另一个鼻孔内的黏液带出。然后再吸气，放开刚才轻压的一侧，堵住已排空的一侧，出气把未排空的一侧排空。这样非常舒服，又擤得干净。

记住，千万别同时堵住双侧鼻孔用力擤鼻涕啊。

鼻子干、鼻塞、鼻涕多等，都可以用下面的方法

入秋以后，很多人（不仅成人，还包括小孩子）感觉自己鼻腔干燥，鼻塞不通，有些人还会出现鼻炎反复发作、鼻出血等等。这时候，你可以试试下面的方法，很管用的哦。

鼻外法 用左手或右手拇指、食指，夹住鼻根两侧，用力向下拉，由上而下连拉 12 次。用此法拉动鼻部能促进鼻黏膜的血液循环，有利于分泌正常的鼻黏液。

点按迎香穴 以左右两手中指或食指点按迎香穴（在鼻翼旁的鼻唇沟凹陷处）12 次，按摩此穴，既有助于改善局部血液供应，防治鼻病，还能防治面神经麻痹。

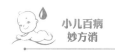
__点按印堂穴__ 用拇指或食指、中指的指腹点按印堂穴（位于两眉中间）12次。也可用两手中指的指腹，一左一右地交替按摩印堂穴。这种按摩方法不仅促使黏膜分泌增加，保持鼻腔湿润，使鼻腔通畅，而且有治疗鼻炎、预防感冒的作用。

雾霾重、天气冷，孩子生不生病都要多补充它

最近十面"霾"伏，再加上天气寒冷，很多孩子都生病了。感冒的感冒，咳嗽的咳嗽，发烧的发烧。很多家长问，这种天气，有没有什么好办法，可以帮助孩子提高免疫力？有答案，那就是多补充富含维生素 C 的食物。

因为，维生素 C 可以说是冬天、雾霾天的克星！

__提高免疫力的第一能手__ 维生素 C 可算是提高免疫力的第一能手了，研究发现它可以促进免疫细胞的成熟，能增强抗体和巨噬细胞的功能，自身还有抗病毒和抗菌的作用`，还能促进干扰素的产生，抑制病毒的增殖。一般性的轻微感冒流涕、扁桃体发炎、口腔溃疡，只要加大剂量补充富含维生素 C 的食物就能较快减轻症状，把病程缩短。

__帮助吸收各种微量元素__ 维生素 C 可真算得上是最有奉献精神的维生素了，它的助人为乐可是有目共睹。它能促进钙的吸收、锌的吸收、铁的吸收，平时孩子缺钙会生长缓慢，缺锌会食欲不振，缺铁会面色苍白、贫血。孩子生长速度快，有时候又爱挑食，最容易缺少这几种微量元素，平时多给孩子吃点富含维生素 C 的食物，就可以防止这些微量元素的缺乏。

__雾霾、汽车尾气、灰尘的解毒能手__ 咱们生活在这个科技飞速发展的时代，面对每天的汽车尾气、二手烟、食物链污染、雾霾天气，孩子每天用的铅笔、玩的水彩，无疑都让我们担心，有多少有害物质正偷偷潜入我们孩子的体内？维生素 C 最擅长消除这几种毒素，让它们在体内的排泄加速，让孩子更聪明。

把维生素C吃到肚子里，补到身体里　缺乏维生素C会出现经常性的爱感冒、抵抗力低下、食欲不振，甚至钙吸收不良。有些孩子一到入秋就不得了，见点凉风就感冒，也不重，就是流涕，或者有一点咳嗽，给他吃点药好了，不隔三天又来了，这是典型的抵抗力差，那么给孩子多吃含维生素C的食物，过一段时间你会发现，孩子感冒时候症状明显减轻许多，病程缩短，次数减少。

维生素C主要存在于新鲜的蔬菜水果中。蔬菜中，含量最高的是辣椒，咱们看《蜡笔小新》，小新最害怕吃的就是青椒，所以，家长们可以想想办法，多让孩子吃点青椒；其次有芥蓝、菜花、茼蒿、苦瓜、山楂、菠菜、豆角、豆芽等。水果中维生素C含量最高的是酸枣，其次是红枣、沙棘、猕猴桃、草莓、柠檬等。

千万别让维生素C氧化！

提醒大家一下，维生素C在遇氧和遇热的情况下会大部分流失，水果就不用说了，一般都是生吃。建议大家在做菜的时候，要尽量把蔬菜先洗后切，不要把蔬菜在水中长时间浸泡，应现切现做，切面不要长时间与氧气接触，尽量凉拌，减少遇热，需要炒着吃的话也要急火快炒，放一点醋，尽量减少维生素C的流失。

抗病毒口服液用之不当，小感冒可能变肺炎

好多人感冒了会到药店买抗病毒口服液自服，也有部分医生只要遇到感冒也习惯开抗病毒口服液，以为感冒是病毒引起的，只要是感冒就可以服用。但是抗病毒口服液服用不当会变生多种疾病。

抗病毒口服液是由板蓝根、石膏、芦荟、生地黄、郁金、知母、石菖蒲、广藿香、连翘等组成，这些药大都是寒凉性的。抗病毒口服液说明书也明确写道：适用于风热感冒。

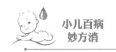
风热感冒用之，效果的确不错。若风寒感冒用之，寒病用寒药，无异于雪上加霜。可使病情加重，甚至出现咳嗽，并发气管炎、肺炎等。

风热感冒与风寒感冒鉴别点：

风热感冒是感受风热病邪引起的，热重寒轻，流黄鼻涕，咳黄痰，咽腔充血较甚；风寒感冒是感受风寒病邪引起，俗话说"受凉了"，寒重热轻，流清鼻涕，咳稀白痰。

孩子发烧到底能不能用酒精擦身体？看标准答案

前阵子发了一篇小儿发烧的文章，很多妈妈问何老师，不是说孩子发烧不能用酒精给擦身体吗？于是我就请教了一下河南中医药大学第一附属医院的赵坤老师，大家看看答案：

婴幼儿发烧的时候，由于体温升高，身体会通过皮肤蒸发大量的水分，这时候心跳、呼吸都会加快。所以，孩子发烧的时候，家长们会感觉孩子的呼吸变粗，就是这个原因。当然，发烧时如果体内的水分丢失过快的话，还会引起脱水。

那么，孩子发烧到底能不能用酒精擦身体呢？赵坤老师的回答是：不能。因为孩子年龄比较小，皮肤的通透性比较好，这时候用酒精擦身体，有可能会造成酒精中毒。虽然是有可能，但是发生在哪个孩子的身上，就是百分之百。所以建议家长们不要这样做了。

那么，既然不能用酒精擦，有什么好的物理降温的方法吗？前面说了，发烧的时候会引起脱水，最好的办法当然是用温水啦，失水了补水嘛。一般情况下，可以用温毛巾给孩子擦脖子、腋窝、大腿等部位。

当然，更好的办法就是用温水洗澡。有一次何老师遇到一个护士，就问她孩子发烧怎么给孩子降温的，她的回答就是洗澡。因为人家就是专业护理人员嘛，又是用在自己孩子身上的，方法肯定是最好的。但是大家做的时候要注意，给孩子洗澡后一定要注意把身体擦干，别再冻着了。

孩子夜里发烧怎么办

孩子发烧很常见，尤其是夜里发烧。如果烧的不是太高的话，往医院跑太麻烦，毕竟上个医院得"全家总动员"。当然，妈妈要学会自己分辨一下宝宝是哪种情况的发烧，有些发烧还是要上医院的，下面家长们就具体来看看吧！

发烧伴有鼻塞、流清涕 这种情况大多数是感冒了，这种发烧一般浑身上下一个温度，妈妈可以用推拿法退烧，一般用头面四大手法、推三关、拿风池、清肺经、掐合谷、清天河水各三百下就可以了，如果家里有中成药柴胡口服液、柴桂退热颗粒，也可以用点。

发烧伴有呕吐、口气大、大便秘结 这种发烧一般是胸部和腹部温度明显高于四肢，这一般是食积引起的，推拿可以用清天河水、退六腑、清胃、清大肠、分推腹阴阳、揉中脘各三百下，掐四缝各十下，再运土入水。如果家里有消食的药物，如健儿消食口服液、化积口服液、保和丸类的可以吃点，一般不超过 38.5℃尽量不用退烧药。

高烧 38.5℃以上，一直不降，胸口有红点 一般这种是幼儿急疹或者风疹、麻疹之类的，因为天气寒冷，孩子穿得多，疹子最容易被忽视，推拿一般可以清天河水、退六腑，尽量带孩子去医院给医生看看。

发烧的同时，伴有睡觉轻微打呼噜、频繁清嗓子，可见扁桃体红、肿、大 这一般都是扁桃体发炎的症状，可以给孩子推拿，清天河水、退六腑、掐合谷、点太溪、点涌泉各三百次，也可以少商穴刺血，都会很快好转。

如果出现以下几种情况，要尽快带孩子去医院 用了推拿法及退热药一直高烧不退，孩子温度超过了 38.5℃，或者发烧连续三天以上，或者明显有喘音、吐铁锈色痰、发热期间有寒战、继而大汗，或者高烧伴喷射状呕吐这

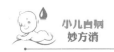
些情况，建议尽快带孩子去医院，不要延误病情。

 ## 宝宝扁桃体炎、腺样体肥大、打鼾、流鼻血，怎么办

秋冬季节，天气干燥，宝宝老是咽干疼痛、干咳无痰、鼻血流不停、打鼾、反复扁桃体炎、腺样体肥大，让很多妈妈都头痛不已，这些孩子都是怎么了？其实，这都跟肺热有关。

大家记住一句话，"喉为肺之门户"，当肺部有热时，它就会顺着这个"大门"往外走，这时候热就会不断熏蒸咽喉，会使宝宝流鼻血、扁桃体红肿、扁桃体炎、腺样体肥大、睡觉时打鼾、感冒、咳嗽。为啥冬季容易肺热呢？因为冬季固然很寒冷，但天气干燥，而宝宝们穿衣过多，住房开暖气，活动又很少，饮食所含热量偏高，食用的水果蔬菜也少，体内容易积热。

这时候妈妈可以给孩子推拿一下，清清肺热：

清肺经 300 次。肺经穴很好找，无名指从指根往指尖推为清，反过来是补。

清大肠经 300 次。肺与大肠相表里，所以还要清大肠。也是从指根往指尖推就可以了。

按揉合谷 1 分钟。为啥要配上合谷穴呢？因为这个穴位一是可以通经活络，二是可以解表清热。合谷穴很好找，大拇指跟食指中间那个凹陷处就是了，你用大拇指用力压一下就会有痛感。

捏脊 9 次。因为有热，可以从上往下 6 次，从下往上 3 次。家长们要记住，捏脊是个给孩子强身健体的好方法。从下往上捏是补，从上往下捏为清。

肺热的宝宝可以多喝梨甘蔗百合水、白萝卜汁。做菜时可以用银耳、大白菜、芹菜、菠菜、冬笋。水果可以选择香蕉、梨、苹果等。多饮水，少吃肉类及巧克力等热量高的食品，多带孩子进行户外活动，不要穿太厚。

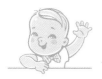 ## 小儿多痰怎么办

想必每位家长都碰到过这样的问题，孩子嗓子里就好像有痰一样，咳嗽时的声音"空……空……"的，有时候呼吸重一点嗓子里就"呼噜呼噜"的。每每遇到这些情况，家长们就会很担心，这痰怎么消掉啊！

呵呵，爸爸妈妈们，你们是这种心态吗？因为我也是家长，也碰到过这样揪心的情况呀。

转入正题，今天就来详细讲讲"小儿多痰"的问题吧！

小儿多痰，最常见的是两种情况。

一是呼吸道感染。气管炎、肺炎，或者说是气管炎、肺炎的恢复期。很多家长心里纳闷，孩子得了肺炎、气管炎，病都好了，就是嗓子里有痰，这"痰"是什么玩意儿啊？

从中医上讲，这类孩子嗓子里有痰，跟体质有关。一种是脾虚，中医说，脾主运化水湿，小孩子脾虚了，就会聚湿生痰。如果痰是白色的，而且比较稀，这是"寒痰"。

"寒者热之"嘛。这时候就要采取温肺、健脾、化痰之法进行调理。用药就不说了，是大夫的事。家长怎么办呢？很简单，让孩子多吃山药吧。蒸着吃、煮粥吃、做菜吃等，都可以。想办法让孩子吃就可以了。

爸爸妈妈们要注意啦，山药对孩子可是好东西啊，入肺、脾、肾三经，而且又是"平补"（平补就是进补的作用比较平和，孩子吃了一般不会出现上火等情况）。补脾，可以健脾化湿祛痰；补肺，可以强壮肺气，预防呼吸道疾病；补肾，就是可以提高孩子的免疫力。好不？

还可以用薏苡仁给孩子熬水喝，薏苡仁利湿的效果很好，给孩子熬水喝，利湿化痰治病。家长们，动动手吧！孩子吃不吃，就看妈妈勤不勤啦！

那有"寒痰"了，肯定还会有"热痰"，有些孩子的痰是臭的、黄的，这时候就要清热化痰了。三五片白萝卜、三五个川贝，熬水给孩子喝就可以了。

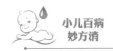
白萝卜，消食积、通气、清热；川贝（我前阵子给孩子买川贝，一克好几块，好贵啊，不过为了孩子，咬牙，还得买啊）贵是贵了点，对孩子来说也是好东西啊，川贝有四大功效，润肺、化痰、止咳、平喘，是不是好东西？

二是饮食不节。

还有很多孩子虽然不是气管炎、肺炎或者恢复期，但是平时好暴饮暴食。遇到好吃的就没有节制，这时候就会食积，影响到脾胃的运化。中医上说，就是饮食不节，损伤脾胃，导致运化功能失常，生湿生痰。这时候，可以用生山楂熬水喝。现在市场上山楂也非常好找，但是很多家长会有疑问，山楂不是只能消食积吗？当然不是，山楂除了可以"健脾开胃，消积化食"，本身还可以"活血化痰"的。

小儿高烧要注意什么

发烧是小儿的常见病，也是家长最头疼、最揪心的病，尤其是高烧。家长要明白一点，发烧是疾病的一种表现，是一种症状，而不是独立的疾病，因此，小儿发烧不能单纯地退热，而应该积极寻找发热原因，治疗原发病。

下面这些孩子发烧要及时处理　体温升高是人体的自然防御反应，是身体的一种抗感染机制。如果退热处理不当，反而会掩盖症状，延误医生的诊断和治疗。当然，对于某些小儿来讲，发热也存在有害的一面。

比如，有的小儿本来身体比较瘦弱，或患有重症肺炎或心衰，发热会增加氧耗量和心输出量，这时候就会加重病情。如果5岁以下小儿体温高于42℃时，还会导致神经系统永久性损害。

因此，对体温过高或高热持续不退的小儿，家长要注意避免引起脑细胞损伤和体温过高可能造成的不良影响，这时候就需要进行适当的降温，特别要提醒的是，对于有热性惊厥史的，或者高热伴极度烦躁的孩子，家长要

"该出手时就出手"，及时采取药物降温。(这一段家长要特别注意。)

小小孩儿发烧，家长不用慌 有很多孩子刚出生不久，由于家长没有经验，护理不当，结果导致新生儿发烧。新生儿在出现发烧时，很多年轻的父母会感觉手足无措，其实，由于新生儿体温调节功能不稳定，原则上最好不要自作聪明地给孩子采用药物降温，3 个月以内的婴儿发热时，如果物理降温无效，可在医生的指导下选择一些外用的栓剂，来减少副作用。一般情况下医生只有对体温大于 38.5℃的孩子才会给予口服退热西药，如布洛芬、对乙酰氨基酚等常用药物，体温低于 38.5℃时，家长可以勤给孩子测量体温，多进行观察。

有惊厥史的孩子发烧一定要及时退烧 还有一点需要提醒家长，有些孩子发烧，要"特事特办"。比如，有高热惊厥史的小儿在就医排队时，如果孩子的体温在短时间内升高过快或伴有寒战、四肢末梢发凉等情况时，家长要及时对小儿行退热处置，如先在额头上贴一张退热贴，或先口服"布洛芬""对乙酰氨基酚"等退热药。或者，家长最好和医师及排在前面的家长沟通，赶快就诊，以免发生惊厥，导致脑细胞损伤，避免出现危险状况。

容易让孩子生痰的 10 种食物

有很多家长问，孩子嗓子里有痰，啥不能吃呀？今天就给大家捋一捋！

孩子的痰从哪儿来 其实，这个世界上没有无缘无故的爱，孩子也没有无缘无故的病。为什么要捋一捋呢？因为捋一捋，大家知道小孩子多痰的病根儿在哪儿，食物大家自然就记住了。小孩子多痰，你得先知道痰从哪儿来吧？

痰主要来自三个部位！家长们会很奇怪，痰不就在喉咙里吗？怎么会来自三个部位呢？那当然了，一是喉咙，二是脾，三是肺。大家要记住中医讲的一句话"肺为贮痰之器，脾为生痰之源"。

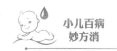
那大家知道这些了，自然就知道令孩子越吃痰越多的食物有哪些了，吃了伤脾的、伤肺的、刺激喉咙的食物，孩子多痰的症状自然就加重了。那接下来咱们就列一列吧！提醒大家一点，以下食物不是不能吃，而是要少吃，多食了会生痰。

含油脂较多的零食　核桃、瓜子、松子、芝麻，这类零食含的油脂比较多，吃多了容易感觉嘴里黏腻不爽，还伤脾不消化。另外，这些零食含的热量比较高，容易生热生痰。

大闸蟹　必须把螃蟹这道美味单独列出来，因为螃蟹味美，小孩子都是"小馋嘴"，家里做螃蟹的时候，会让孩子大吃特吃，其实，蟹黄确实营养丰富，但是里面含的胆固醇和油脂比较高，孩子吃多了，也容易生痰。

鸭肉　鸭肉本身有健脾益肺的作用，它本身性凉，入肺、胃二经，但是，凡事过犹不及，鸭肉不能多吃。

一是因为鸭肉特别肥，我有一次煮鸭肉，把一只鸭子切好放到锅里，煮熟后放凉，上面的鸭油居然有一厘米厚；二是因为鸭肉性凉，吃多了伤脾生痰。

咸菜、腌肉　榨菜、腊肠等，腌制过程中，需要使用大量的亚硝酸盐，这种物质能产生活性氮和硝酸基，影响肺的换气功能，造成小儿多痰加重。

肥肉　肉生痰，主要指的就是肥肉，肥肉吃多了，体内代谢失常，易生痰浊。所以，大家看生活中那些爱吃肉的人，大多形体肥胖，多湿多痰。

糖、蛋糕类的甜食　甜味入脾，哪天不想吃饭了，嘴里没味了，加点糖什么的，马上食欲就来了。但是，现在的小孩子，天天吃奶油蛋糕、糖，伤脾生痰。

辣食　这就不多说了，辣食又刺激喉咙又刺激胃，有痰的孩子要少吃。

黄油、奶酪、巧克力　热量高，大家吃完会有"糊嘴"的感觉，其实它还生肺火。

薯条、膨化食品　小孩子的脾胃、肺脏功能还没有发育成熟，这些食物吃多了，生肺热生痰湿，另外，这些食物本身就是垃圾食品，孩子要少吃，不吃最好。

生冷瓜果 凉食直接刺激喉咙，小儿多痰好不了。

暖气屋里，孩子老感冒生病怎么办

最近很多家长很纠结，说冬天太冷了，家里有暖气，或者开空调，孩子老是感冒，问有没有什么好办法。其实冬天对孩子来说非常好，冻一冻，有利于孩子的体温调节，可以增强免疫。

但是，外面太冷，家里又太热太干燥，孩子肺脏娇弱，呼吸道容易受到刺激，引起干咳。而且室内和外界的温差又太大，宝宝们出门回家，来来回回穿衣脱衣、厚点薄点，更容易感冒。

所以，在这里建议大家：

1. 在室内放一盆清水或用加湿器，保持室内空气的湿度。

2. 经常煮些白萝卜水、梨水、甘蔗汁给宝宝们润一下肺，可以很好地预防因干燥引起的干咳。

3. 出门前可以帮宝宝把面部、双手搓热，按摩迎香穴，增加抗寒性，不能因为天冷，就不再带宝宝出门。可以在不刮风、不下雪、有太阳的时候，带孩子在上午十点至下午三点这个时间段，适当在户外活动，晒晒太阳。

4. 家长一定要注意，室内要定期通风，要不然容易滋生细菌，另外室内空气质量也会变差，这也会导致孩子生病。

其实，有时家里的暖气也可以停一停。冬天为什么来？就是让我们冻一冻的，这是一种自然规律。想想我们小时候，下着大雪，一群孩子还在外面疯跑，堆雪人、打雪仗，生病的很少。

咱们国家很多地方以前给孩子起小名，会叫"铁蛋"，何老师也希望各位家长的孩子，个个像"小铁蛋"一样结实！

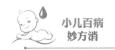
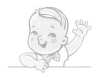

扁桃体反复发炎有办法吗？有

很多孩子到了冬天后，扁桃体会反复发炎，一发炎，就感冒、发烧，而且一发烧就超过 39℃，没办法，吃药、打针、输液。不仅如此，孩子因为扁桃体发炎嗓子疼，白天不好好吃饭，晚上睡觉打呼噜，还烦躁不安。有些家长反映，孩子从秋天开始，扁桃体月月发炎，全家都快愁死了。还有好多成人也饱受扁桃体发炎的困扰，早晨起来咽痛咽干，嗓子里有异物感，连喝口水都困难。

那么，关于嘴巴里这两个小小的扁桃体，家长们会有很多疑问，为什么扁桃体老是发炎？如何才能防止它反复发炎？到底要不要切掉完事儿？我特地邀请了河南中医药大学第一附属医院嗓音咽喉病门诊梅祥胜教授来解答这些家长们比较关心的话题。

为什么孩子扁桃体老是发炎　扁桃体作为呼吸道和消化道的"门户"，当细菌侵入时，扁桃体首当其冲。所以，孩子一旦出现感冒、消化不良、便秘等，就会导致身体的防御能力下降，细菌就会大量繁殖，引起发炎，发炎的扁桃体会出现充血、化脓。经常反复就会形成慢性扁桃体炎，反复的炎症会引起扁桃体增生肥大，像两扇门一样堵住了咽喉，可并发鼻塞、打鼾及分泌性中耳炎等。

所以，家长们一定要注意，孩子有食积、消化不良、便秘等问题的时候，一定要及早解决，尤其是本身就有扁桃体发炎的孩子。

保护扁桃体的四大妙招　1. 注意保持口腔卫生，养成良好的生活习惯，饭后清水漱口，咽部疼痛时尽量选用生理盐水或淡盐水（配制方法：100mL 的温开水加入 1g 的食盐，搅拌使完全溶解，以感到微咸为宜）漱口。

2. 按时用餐，多吃新鲜蔬菜水果，不可偏食肉类，尤其不可过多使用辛辣刺激油炸食物，容易引起"上火"，从而诱发扁桃体发炎。

3. 空调、暖气房间与室外温差不可太大，房间空气要保持流通，相对湿度保持在 45% ～ 55%。这一点家长一定要注意，房间温度过低时应使用加湿器。

4. 孩子大汗后嫌热，不可凉水冲洗，因为皮肤受凉，毛孔急速闭合，导致体温调节失衡容易感冒发烧，引发"扁桃体发炎"。

扁桃体为什么轻易不能切除　扁桃体是人体呼吸道的第一道免疫器官，其免疫功能（尤其 3～5 岁时）最活跃，扁桃体位于咽部两侧扁桃体隐窝内，也就是我们通常所说的"喉咙"，此位置相当于两军交战时的"先头部队"，它抵御自口鼻进入的致病菌和病毒等病原微生物，是非常有用的免疫器官，但它的免疫能力是有限的，当吸入的病原微生物数量比较多或是病毒较强时，就会引起扁桃体发炎、红肿、疼痛、化脓等。这时候就会出现高烧、咽痛、咽部不适、吞咽异物感、睡觉时打鼾、便秘甚至说话含糊不清。还有一些孩子是单纯性扁桃体肥大，小小年龄睡觉时却鼾声如雷，有了以上症状，请及时就诊。

孩子身体虚弱，经常感冒、咳嗽，怎么办

到了冬季，爱咳嗽的孩子真多，很多孩子一咳就是月余，有的孩子咳嗽久了，甚至发展成气管炎了，让家长们揪心不已。还有很多孩子，身体比较虚弱，一到冬天就容易感冒，这让家长们很头大。大冬天，又不能给孩子大鱼大肉地乱补，又担心孩子食积上火，问题更多。有没有什么办法，可以调理体虚，还可以消除咳嗽？如果您的孩子是这样，可以给他做道"三全粥"。

取甘蔗两小节，用刀劈成四瓣儿，切成小段。取山药约 30 厘米，洗干净带皮切成小块儿。取核桃 1 个剥开取仁。先把甘蔗放入锅中加水烧开后熬上 20 分钟，然后把甘蔗取出，锅中加入山药、核桃、大米熬粥，待大米熟透即可。

这个食疗方对付孩子冬天咳嗽、身体虚弱效果非常好。主要是因为，甘

蔗入肺、胃二经，具有清肺热、生津止咳、理气助消化、润肠化燥的特殊功效，本身就可以止咳；山药健脾、补肺、补肾，又是平补；核桃镇咳祛痰，温补肾阳。它们三个配合那可称得上是相得益彰，既强健了脾胃，又滋补了肾，对于冬天体虚咳嗽，可称得上是一个良方。

另外，这个方子，山药取根，甘蔗取茎，核桃取果，中医常说"缺啥补啥"，这个食疗方可以说补得比较全，所以叫"三全粥"。当然，这道粥本身口感比较好，带着甜味，孩子比较爱喝。

再者，很多家长可能不知道，甘蔗有个美称叫"补血果"，因为它的含铁量在各种水果中雄踞"冠军"宝座。所以，如果孩子缺铁、贫血的话，也可以给孩子熬这个粥喝，或者榨点甘蔗汁给孩子喝。

孩子睡觉出汗，大部分不是病

很多家长反映，孩子晚上睡觉老是出汗，一觉醒来，头发湿湿的，整个睡衣的后背湿漉漉的。前阵子有位家长问何老师，说："听说中医讲'汗为心之液'，那俺孩子天天出汗不是毁身体吗？"

其实，孩子睡觉出汗，有一部分是病理性的，但是大部分孩子是生理性的，这一点家长们千万要注意。生理性出汗主要与饮食、环境有关。因此，家长们可以看看下面这些导致小儿夜间多汗的原因，把这些习惯改掉后，如果孩子晚上还是多汗，那再找大夫调治也不迟。

原因一：睡前吃高热量食物　小孩子是"纯阳之体"，新陈代谢旺盛，很多孩子睡前有吃零食的小毛病，如临睡前吃点糕点、巧克力等等，这些食物本身就是高热量的东西，孩子入睡以后，身体里会产生大量的热。

这时候，体温的调节中枢就会起作用，皮肤就会以出汗的方式来进行散热，这时候就会表现为睡觉的时候大量出汗。家长可以把孩子晚上加餐的习惯给改一改，十有八九汗就消了。

原因二：食积内热，动则汗出　孩子有食积内热的时候，晚上睡觉肚子不舒服，睡觉的时候容易翻来翻去，动则生热，动则汗出。所以，这类孩子多汗、睡觉不老实是个很典型的表现，家长们可以通过此项来进行鉴别。

很多家长问，孩子食积了有什么好的办法吗，其实有很多简单的办法对消食积都非常好。比如每天早晚给孩子摩腹 300 次，到药店里买点山楂丸给孩子吃，都非常好。

原因三：捂出来的汗　这一点在冬天表现得尤为明显。人和人的体质是不一样的，有的孩子是阳虚体质，本身就怕冷，喜欢裹得厚一些；有些孩子是阴虚体质，不怕冷。可是呢，家长们总喜欢凭自己的感觉给孩子盖被子。还有些家长总担心孩子晚上睡觉冻着，所以给孩子捂得严严实实的，还要把孩子夹在怀里。

这样一来，家长人为地给孩子创造出来了一个过热的环境，孩子的身体只能通过出汗来散发掉体内的热量，来调节体温的正常。所以，家长们千万要注意，如果孩子晚上没有吃零食的习惯，也不食积，那么要考虑一下，是不是给孩子捂得太严实了，可以适当地减一减被褥，尤其是冬天家里就有暖气、空调，更要考虑这种可能。

细说小儿毛细支气管炎

今天说说家长最揪心的小儿毛细支气管炎　冬春季是小儿毛细支气管炎的高发季节，许多宝宝在用了几个月的抗生素后，仍然咳个不停，让许多父母揪心不已。

我朋友家的孩子，3 周前被诊断为小儿毛细支气管炎（简称"毛支"），进行输液治疗 8 天后病情得到了很大的缓解，就是喉间的痰有点多。孩子的妈妈想，再接着给宝宝输几天液巩固一下吧。可是没想到又输了十几天液后，孩子又出现了发热、憋喘等症状，症状似乎又加重了。没办法了，让我打电

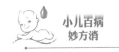
话问问大夫，看现在这种情况怎么办。

很多家长都会碰到这种情况，其实，小儿毛细支气管炎多见于小婴儿，以 2 ~ 6 个月大最为多见，大部分患儿有湿疹史，或亲属中多有过敏性鼻炎或哮喘等病史。绝大多数不发高热，以咳嗽、喘息、有痰为主，精神状态一般较好。小儿毛支多数是病毒感染，很少合并细菌感染。通常采取抗病毒治疗配合超声雾化，除非合并有细菌感染才应用抗生素。

若非心脏畸形、异物吸入等特殊原因引起的咳嗽、喘息，采用抗感染、雾化治疗效果不佳时可选用中药治疗。中医认为，小儿毛细支气管炎主要是痰阻气道所致，多数患儿形体稍胖，加之婴儿期特殊的生理特点——脾胃常虚，内易生痰浊，外易被风热或风寒侵袭，引动体内伏痰，从而表现喉中有哨音、呼噜声等。临床上多辨为痰湿闭肺、风寒或风热闭肺之证，常选用小青龙汤、射干麻黄汤、定喘汤、麻杏石甘汤等加减治疗。

"毛支"不好治，孩子咳不停、闹不止，家长也难以安心。中医有句话叫"胃不和则卧不安"，在小儿"毛支"恢复期，家长根据孩子的症状有针对性地做一些药粥，对宝宝的恢复也可起到很大的促进作用。

1. **脾虚多痰** 脾有运化食物中的营养物质和输布水液以及统摄血液等作用。脾虚则运化失常，因而脾虚多痰的小儿多伴有大便次数多、饮食不佳、面色苍白或发黄、咳白痰等症状，家长可用具有健脾除热、益气安神作用的山药、云苓煮粥，对宝宝的恢复有很好的效果。

2. **肺热多痰** 此类患儿咳出痰的颜色多为黄稠状，并且伴有鼻腔干燥、手脚心发热等症状，有一道美味叫"冰糖川贝炖红梨"效果不错，也许宝宝喝过后会用症状减轻来回报妈妈的良苦用心。它的具体做法是：取红梨 1 个用清水洗净，然后在红梨中削一个孔把核去掉，选 3 ~ 5 个川贝（也可把川贝磨成粉）放入孔中，然后放入 500 克水中煮沸，再放入冰糖。待冷却至适合温度即可给患儿服用，也可把煮好的红梨弄成小块状或糊状喂小儿服下。

3. **湿盛多痰** 此类"毛支"患儿多有舌苔厚腻、腹部胀满、咳白痰、喉间有痰鸣、常伴喘息等症状。此类患儿的家庭食疗也很简单，取适量的陈皮、白萝卜熬水喝即可起到一定的效果。

孩子生病了，家长特想帮一下忙，可是总感觉"有劲儿使不上"，其实家庭护理也是帮助疾病恢复很重要的一环。按照上面的方法，给孩子做点药粥，孩子也会感受到父母的爱心，也可以得到无形的力量！

答疑解惑　家长：我的孩子前阵子被诊断为小儿毛细支气管炎，因为没有治好而反复发作。前两天去找大夫检查，大夫说是哮喘，请问，毛支怎么就突然变成哮喘了呢？

专家：门诊上也有些婴幼儿，症状反复发作数月，家长仍然给孩子进行输液治疗。也有一些婴幼儿"毛支"反复发作后，到医院检查被确诊为哮喘，家长很奇怪，自己的孩子前阵子还是"毛支"，怎么就突然变成哮喘了呢？如果婴幼儿毛细支气管炎发作3次以上，家长应高度警惕哮喘的存在。此时要追问患儿的家族史，患儿以前有无湿疹史，经抗生素治疗无效时用支气管扩张剂是否有效等来综合判断。

如果上述条件均具备，小儿可能患的是哮喘，这时可在医生的指导下先用白三烯受体拮抗剂治疗看是否有效，如果药物对小儿有效，即可初步诊断为哮喘。值得强调的是，哮喘是个过敏性疾病，因而哮喘患儿不需要使用抗生素，口服中药或吸入激素、口服顺尔宁即可，有些家长见喘就用抗生素，结果造成小儿免疫功能受损。

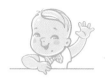

一篇文章弄懂小儿腺样体肥大

腺样体到底是个什么玩意儿　首先给大家解释一下什么是腺样体。提起"腺样体"这个名词，阎永彬大夫跟何老师说，咱们平时说的扁桃体，其实全称叫腭扁桃体。腺样体其实也是一种扁桃体，叫咽扁桃体，也属于人体的一群淋巴组织。

腺样体，也就是咽扁桃体，虽然也是一种扁桃体，但是它附着于鼻咽的

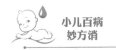
顶壁和后壁交界处，大概位置在后鼻道后边，所以咱们家长通过肉眼是看不到的。但是，如果拍一个鼻咽侧位片就能看到，所以腺样体肥大一般确诊并不困难。

腺样体肥大，最直接的就是影响孩子的呼吸　既然腺样体是扁桃体的一种，那它就和"扁桃体"一样，也特别容易因发炎而肿大，如果儿童时期受到感染，患上急性鼻炎、急性扁桃体炎及流行性感冒等，腺样体受到牵连就会迅速增生肥大。因为腺样体位于鼻咽部位，腺样体增大，原本狭长的鼻腔呼吸起来负担就会加重，所以腺样体肥大首先影响到的就是孩子的呼吸。

临床上很多家长起初都是因为小孩子晚上睡觉打鼾，来医院就医后才被进一步确诊为腺样体肥大。很多妈妈就诊的时候不理解，说怎么小小孩子晚上睡觉打起鼾来比他爸爸还厉害，这就是因为腺样体肥大堵塞后鼻孔及咽鼓管咽口，孩子睡觉呼吸不畅所致。

所以，如果您的孩子在睡觉的时候鼾声不断，张口呼吸，还不时翻身，白天经常吸鼻涕，精神欠佳，记忆力减退，学习成绩下降，那很可能就是腺样体肥大惹的祸，最好到医院排除一下腺样体的问题。

孩子腺样体肥大，家长得反思　腺样体肥大在医学上并不是什么疑难杂症，大夫确诊也很容易，容易出问题的环节其实是家长这一环，因为它很容易被忽视掉。感冒、鼻炎来的时候，因为症状表现强烈，家长们都很上心治疗。但是通过治疗，感冒、鼻炎的症状消失之后，很可能肥大的腺样体还未恢复正常。这个时候孩子只是晚上打鼾，平常就是吸吸鼻涕，也没什么大的反应，家长们可能就会掉以轻心，特别是现在做父母的都比较辛苦，白天在外忙着挣银子，晚上回家累得要命，动也不想动。

所以，咱们家长们平时千万不要自作聪明，看着孩子感冒好啦，就把药停了，最好还是找大夫看看啊。

那么，腺样体肥大仅仅是会影响呼吸吗？妈妈们，你们想得也太简单了！据观察，腺样体肥大的孩子由于长期张口呼吸，会致使面骨发育障碍，上颌骨变长，硬腭高拱，牙列不整，久而久之还会引起面相改变。

哪个当爹当娘的不想自己的孩子长成帅小伙、靓公主啊，要真是孩子因为腺样体变成龅牙哥、龅牙妹，那可咋办？所以，腺样体的问题，一定要早治啊，是不？

孩子手术不手术，真让家长们纠结啊 那腺样体肥大怎么治疗呢，用不用做手术切掉，落一个"一了百了"呢？事实上，对于腺样体肥大的孩子，6岁是一个坎。6岁之前不建议切除，注重采取保守治疗。6岁之后如果还肥大便建议手术切除。

腺样体是咽淋巴环内环的重要组成部分，是孩子抵御各种致病微生物的第一道防线，起着"代主受过"的作用，做家长的可不能"自毁长城"，为了向外敌示好，斩了自家将军，这种亲者痛仇者快的事情咱可不能做。

不过，腺样体有一个生长周期，4～6岁时为腺样体增殖最旺盛的时期（这是发病率最高的阶段），6岁以后就会逐渐萎缩。孩子要不要做手术，关键是看6岁前后腺样体的具体表现。6岁之前最好采取保守治疗，用中药活血化瘀、软坚散结。如果到了6岁，孩子腺样体仍然经常出现肥大，孩子呼吸问题过于严重，那便可以考虑手术切除。因为，到了该萎缩的时候不萎缩，就相当于当初护主的将领叛变投敌了，我们要尽早除掉。

当然，具体治疗还要看具体病情，如果6岁之前孩子腺样体肥大特别严重，影响孩子的心、肺功能，我们也应该权衡利弊，及早手术治疗。

孩子打呼噜，真的不是小事儿

打呼噜，在很多家长眼里，也不是个病。有些家长们心里会闪过一念，孩子这么小，怎么呼噜打得这么响？但是可能想想就过去了。在这里提醒各位家长，孩子打呼噜，真的不是小事儿。

孩子在打鼾的时候，最直接的影响就是大脑摄氧不足。每次鼾声起来的时候，也就是大脑缺氧的时候，脑细胞也是需要呼吸氧气的，大脑长期得不

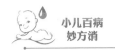
到足够的氧气供应，脑细胞就会死亡、损耗，大脑皮层功能受损，影响孩子智力发育。德国汉诺威医学院对此论断专门做过一项实验，他们挑选了1144名年龄在8岁到10岁的在校儿童，结果发现，经常打鼾的儿童在算术、拼写和自然等科目上得低分的人数要比正常儿童多3～4倍。

另外，打鼾的孩子睡眠经常中断，夜间睡不好，白天就没法集中精神听老师讲课，所以如果发现孩子最近学习成绩下降，不要武断地说孩子笨，也许是因为睡觉打呼噜呢。

再者，对于打鼾憋气现象比较严重的孩子，为了能摄取氧气，往往不由自主地选择张口呼吸。小孩子的骨骼很柔软，且没有定型，嘴巴合不拢影响的就是上下牙齿咬合不紧，时间长了就会出现牙列不齐、上颌骨变长、高颧骨等面部畸形发育。

所以，别以为孩子打呼噜是小事，它牵连的事情大着呢。科学界不是有个"蝴蝶效应"嘛，说南美洲的蝴蝶忽闪忽闪翅膀，就会引起太平洋的一场风暴。这小儿打鼾就类似于这种情况，"千里之堤溃于蚁穴"，小问题不处理会引发大危机。其实在生活中，类似于这样的疑惑很多，家长能感觉到孩子身体的变化，但是这种变化并不是疾病表现，专门去医院吧又嫌麻烦，拖着拖着就给忽略了。这里要告诫大家：孩子打呼噜，一定要去找一下原因，看到底是怎么回事，然后进行对症治疗为好！

 ## 打鼾到底需不需要动刀子

家长们带孩子去医院治疗打鼾，医生一检查，发现扁桃体发炎肿大挡住呼吸道了，切掉吧！腺样体发炎肿大挡住呼吸道了，切掉吧！鼻甲肥厚挡住呼吸道了，切掉吧！虽然是很小的手术，但在自己孩子身上动刀子，哪个家长不是提心吊胆的。

手术切除的做法倒也无可厚非，呼吸道不通，我把障碍清掉，这种治病思路也对，但是有局限性。因为人是一个整体呀，你把器官切下来之前，有没有评估一下是失大于得，还是得大于失？

就拿扁桃体来说吧，扁桃体是一个免疫器官，是上呼吸道感染的第一道防御门户，可抵御侵入机体的各种致病微生物，在萎缩之前发挥着很重要的作用。为什么扁桃体经常发炎，因为它是最先和病毒、细菌抗争的，它抗争的过程就是它发炎肿大的过程，是通过牺牲局部来保护整体，防止病邪长驱直入呼吸道深处。

它的地位就像咱们小区看门的保安，碰见小偷他得第一个上去。你不能因为他在与小偷搏斗的过程中受点伤，就把人家辞退掉，这不是黑心老板的行径嘛。所以，在手术治疗之前先采取保守治疗，实在不行再切也不迟。

那何时选择保守治疗，何时选择手术治疗呢？

首先来说，打鼾，但未见发炎或发炎症状不明显的，都应采取保守治疗。

其次，急性炎症引起的打鼾，因为器官组织尚未发生增生，应先保守治疗，通过药物消炎，炎症一消，鼾声也就随之而消。

再者，每年发炎、化脓（包括扁桃体、腺样体等各种组织器官）不超过4次，一般可以选择保守治疗。

最后，每年发炎、化脓超过4次以上，但药物能够控制炎症不扩散，且并没有打呼噜或只偶尔打呼噜的时候，也可以先保守治疗。

免疫组织器官都有自己的生命周期，如扁桃体在人体12、13岁时就会自动萎缩，腺样体在人体6、7岁就会自动萎缩，有一位郑州的家长，孩子10岁的时候扁桃体经常发炎，一发炎就高烧，睡觉总打呼噜。去医院大夫让做手术切掉，母亲听了死活不同意，最后吃中药控制住了炎症和呼噜，结果到12岁扁桃体萎缩了，打鼾也没了，也不再反复感冒发烧了。所以，只要药物能控制住炎症和打鼾，就可以选择保守治疗。

但是，对于保守治疗无效，通过药物已经不能控制炎症和打鼾的情况下就只能弃卒保车，舍局部保整体。有些父母心疼孩子，不愿意让孩子做手术，但是孩子打鼾控制不住，影响到生长发育，经常发炎化脓，最后导致病毒性

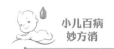
肾炎、肾病综合征、风湿关节炎，这就不值得了。小区保安变坏了，他领着别人去偷东西，你说是不是要辞掉。

这就是为什么说，做手术之前要评估下是失大于得，还是得大于失。治疗打鼾，手术治疗不是最完美的办法，但是到了一定程度，它却是最有效的办法。

预防孩子打鼾，最根本的是什么

预防小儿打鼾，最主要的就是避免食积。还记得我说过"食积是引发孩子大部分疾病的第一张多米诺骨牌"吗？中医认为，咽属于胃的门户，胃热炽盛、胃火上炎最先伤害的就是咽喉部位。比如，扁桃体发炎，临床上最多见于爱积食的孩子。

中医大夫有句顺口溜就是"没有积不化热，不化热不生火，不生火不发炎"。现在孩子生活条件好了，每天吃的都是些膏粱厚味之品，什么鸡蛋、牛奶、肉松、鸡翅、烤鸭等，这些东西好是好，就是不能多吃，就像是调凉菜一样，少放点香油，香喷喷的，但是你敢放太多，腻嘴！食物也是这样，肥甘厚腻，吃进胃里胃也不舒服啊，堆积在那不消化，食物就慢慢生热，热再生火。胃里有热，一是会大便不通，大便不通则身体容易滋生细菌，你想想，别人家屋子一天打扫一次，你的屋子三五天打扫一次，屋子里能不生虫嘛。二是火邪上炎，直接灼伤咽喉，导致免疫功能下降，诱发感染。所以，避免食积不单是预防打鼾要做的，还是预防其他一切疾病要做的。

此外，还有一些孩子打鼾跟睡觉体位有关，如枕头枕的太高，双手压住了胸口，这时候翻动一下孩子身体，变换一下睡姿，就会发现孩子不打鼾了。

爸妈感冒了，如何避免传染给孩子？

宝妈宝爸感冒了，会有个担心，要是传染给孩子可咋办啊！这种担心确实不是多余的，但是很多家长不知道怎么办，就按自己的想法来，结果一折腾，孩子反而又生病了。比如，有些宝妈一感冒，就把孩子的母乳给断了，害怕传染给孩子，孩子吃不到奶，哭闹烦躁全家不宁。

那么，父母感冒了，到底怎么样才能不传染给孩子？对于这个问题，我们医院肺病科的余学庆博士在门诊上也经常遇到，咱们一起来看看余博士怎么说！

宝妈感冒了，能不能给孩子哺乳　这个想必是很多家长想知道的问题，很多宝妈会说，不能！其实，真正的答案是：能！感冒，大多为病毒感染，而且呼吸系统疾病最主要的传染源是什么呢？飞沫！所以，一般情况下，妈妈感冒了，给孩子哺乳是没有问题的，戴好口罩就可以了。

药物能通过母乳传给孩子吗　很多宝妈会说，能！其实，真正的答案是，不能！当然，这有个前提，您吃的药物是专业的医生开的。有经验的医生在门诊上遇到感冒的宝妈时，开药时会非常注意。比如开西药时注意一些副作用、禁忌证，开中药的时候注意不要过于寒凉等等。

哪些情况下容易传染给孩子　宝妈宝爸感冒了，要想不传染给孩子，首先就是要积极治疗，不要扛，不要拖，及时把病治好。前面说了，呼吸系统疾病最主要的传染途径是飞沫。所以，当爸妈的要注意，感冒的时候不要亲自给孩子换尿布、洗澡，或者抱孩子、亲孩子等等。晚上，能跟宝宝分开住，就分开住吧。另外，孩子用的奶瓶、玩具等最好进行一下消毒。

把这些工作都做好了，孩子被传染的概率就大大降低了。当然，宝妈宝爸们一定要注意一点，孩子会不会被传染，体质才是最重要的，如果孩子正气比较充足，当然就不会被传染。所以，家长们还是要注意，让孩子有个棒棒的身体，这才是根本。

小孩子打呼噜真的很难治吗

打鼾在中医上并不属于疑难杂症，但为什么很多中医大夫都看不好，或者说是疗效不大呢？原因就是用药的问题，发炎了就用抗生素，呼吸不畅就

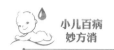

开点中成药。其实，疾病再小也分虚实寒热，治病只看局部，不观整体，见鼾止鼾，违背中医整体辨证原则，自然抓不住疾病的要领。

全国名老中医、著名儿科专家郑启仲老师总结说，小儿打鼾大致可分为"无炎症的打鼾"和"有炎症的打鼾"。

无炎症的打鼾：有的孩子并没有感冒发炎，也打鼾，怎么回事？从中医的角度来看是因为"阳气不足"，属于虚证。阳气具有升举的作用，我们身体的脏器之所以在身体内各安其位，就像是摆在橱窗的物件，稳稳当当，就是依赖于身体阳气的升举。当身体阳气不足的时候，器官就会下垂，肌肉组织就会懒散。就像我们体育活动回家后，全身瘫软在床上不想动，这就是阳气耗损太多了。

而人的呼吸道也充满着肌肉组织群，当我们在清醒状态下，咽喉部肌肉代偿性收缩使气道保持开放，不发生堵塞。当我们在睡眠状态下，咽喉部肌肉阳气升举不利，组织松散下垂，于是呼吸道狭窄出现打鼾。这类患儿有一个明显的特点就是：中午睡觉时不打呼噜，晚上睡觉时打呼噜。为什么，因为白天阳气旺，有自然界的阳气帮忙，到了晚上阴气占主导，阳气虚的症状就表现出来了。

郑老师建议，对于无炎症的打鼾，家长可以选择补中益气汤配合其他方剂加减治疗（记住了啊，是加减治疗，所以别自己给孩子乱用药）。说到这里，郑老师举了个例子，他说他给一个三十多岁的年轻人看打鼾，处方为补中益气丸加金匮肾气丸，补中益气丸补阳，金匮肾气丸补肾，这两个药同时吃，不到一个月，鼾声没了。

有炎症的打鼾：临床上最常见的就是扁桃体发炎引起的打鼾和腺样体肿大引起的打鼾。扁桃体和腺样体发炎肿大，进而会导致呼吸闭塞，出现打鼾。具体治疗时，又要视急性炎症和慢性炎症两种情况分别对待。

急性炎症来势迅猛，见于发病初期，属于早期实证。症见"红、肿、热、疼"，严重时化脓。治疗上重在"清热、解毒、利咽"，选用银翘散、黄连解毒汤、利咽解毒丸等，如果胃火炽盛，大便干结，则选用清胃散或大承气汤。

俗话说"久病则虚"，对于慢性炎症，因为病情拖延较长，疾病性质已经向虚证转化，属于虚实夹杂。这个时候，实是表象，虚是本质，治病要标本兼治。有的人治扁桃体发炎，光吃清热解毒的药，最后把胃吃坏了，病也没治好，原因就在于忽视了虚的本质。这个时候除了银翘散、黄连解毒汤、利咽解毒丸这些常规的清热消炎药外，还要注重补虚，比如选择养阴清肺汤、补中益气汤、四逆汤、阳和汤等。另外，用温阳补肾的药还有一个好处就是补脑，肾是藏精之所，肾主骨、骨生髓、髓养脑，脑为元神之府，是人的智慧所在。这些药物吃了不但能治病，还能提高孩子的智力。

小儿肺炎到底是怎么回事儿

肺炎在儿科疾病中简直太常见了，特别是三岁以内的婴幼儿，呼吸道抵抗力弱，免疫力不强，还不足以与病毒、细菌做斗争，肺部终末气道、肺泡和肺间质等区域很容易出现炎症。

肺炎是指肺部终末气道、肺泡和肺间质发生了炎症。我们知道，人体和外界进行气体交换是依靠庞大的呼吸系统，呼吸系统从上到下依次是鼻腔—咽—喉—气管—支气管—肺，它们就像一个工作团队，少了谁的参与，我们的呼吸系统都会运行不畅。正常情况下，外界致病因素的侵入途径也是按照器官的分布，从上往下，从外到内，循序渐进地侵犯到肺部。

所以说，上呼吸道的普通感染如果不及时治疗，病毒、细菌等就会蔓延发展到肺部，临床上很多肺炎患儿，前期都是反复发烧、咳嗽没有治愈，最后恶化为肺炎。

根据不同的分类标准，肺炎又分为不同的类型：

按病理分类，可分为支气管肺炎、大叶性肺炎和间质性肺炎。简单来说，就是炎症发病的部位有所不同。

按病因分类，可分为细菌性肺炎、病毒性肺炎、肺炎支原体肺炎、衣原体

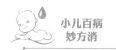
肺炎、真菌性肺炎、原虫性肺炎、吸入性肺炎等。

按病程分类，可分为急性肺炎、慢性肺炎、迁延性肺炎。急性肺炎是指发病在1个月以内的肺炎，慢性肺炎为发病3个月以上，迁延性肺炎在1～3个月。

当然还有按病情分类的，可分为轻症肺炎和重症肺炎。

虽然家长们看着这么繁琐的分类标准有点迷糊，但是对医生来说，前期确定肺炎的类型能为医生提供诊疗路径。临床上最常用的便是按病因分类，其中又以细菌感染、病毒感染、支原体感染最为常见。但是这些细菌、病毒之类的，人们用肉眼无法断定，必须要通过相应的检查才能明确。所以啊，家长带孩子去医院看病，先不要不分青红皂白就抱怨大夫开检查单，他们其实是在查找病因。就像是一个人走在大街上平白无故地挨了一顿揍，只有先确定是谁打的才能报仇不是？

人为什么会得肺炎？从西医的角度来看，肺炎就是细菌、病毒、真菌、支原体等病原体引起的肺部炎症。引起肺炎的病原体很多，最常见的比如肺炎链球菌、甲型溶血性链球菌、金黄色葡萄球菌、冠状病毒、腺病毒、流感病毒、巨细胞病毒、单纯疱疹病毒等。

自然万物之间的一切都是相辅相成的，我们每天吸的空气、穿的衣物、食的五谷，就连身体内部的器官，比如呼吸道都依附、寄生着数以万计的细菌和病毒。它们每天与我们朝夕相处，形影不离，发生感染是在所难免的。就像长期生活在一起的夫妻，有时候因为柴米油盐酱醋茶的琐碎，生活中难免起摩擦。

那什么时候预示着孩子们和他们身体里的细菌、病毒、真菌"吵架"了呢？当孩子们的身体表现出"热、咳、痰、喘、扇"五个特征中的几种时，就代表孩子可能得了肺炎。

"热"是发热，"咳"是咳嗽，"痰"就是喉咙有痰，"喘"是呼吸急促，"扇"是鼻翼扇动。这五个特征不一定同时都具备，也可能只具备一个。比如，有的孩子反复发热，没有其他症状，结果一拍片子，肺炎。或者有的孩子连着咳嗽三四天，家长也没及时就诊，结果呼吸道炎症下移，出现肺炎。所以，只要孩子出现"热、咳"痰、喘、扇"五个特征的任何一个，家长们就要引起注意，细心观察病情走向，只要症状反复、延长，就应尽早去医院确诊，把肺炎的苗头压下去。

把小儿哮喘说透

孩子得了哮喘，很多家长会比较揪心，心里也会有很多疑问，比如：到底什么是哮喘？孩子得了哮喘天天吸激素安全吗？今天咱们一起来看一看。

什么是哮喘　哮喘是一种呼吸道的慢性炎症性疾病。慢性，说明它是长期存在的；炎症，说明呼吸道存在肿胀和黏液增多。呼吸道的这种炎症程度越重，空气吸入和呼出肺部就越困难。这里所指的炎症是一种"变态反应性炎症"，是由于机体的免疫反应而造成的组织损伤，而不是人们平时所说的感染引发的、需要抗生素治疗的炎症。

哮喘症状是突发的，但气道炎症是长期存在的，哮喘是一种需要长期管理的慢性疾病，对许多病人来说，需要每天用药。

哮喘症状包括哪些

咳嗽：通常发生在晚上或早晨。

喘息：呼气时高音调的哨笛声。

气促：感到空气不够用，呼吸很困难。

胸闷：感觉好像什么东西压在了胸口上而呼吸困难；不能参加体育活动或剧烈运动。

孩子可能有以上全部或部分症状，而且并非哮喘患者都会气喘，很多人只有咳嗽。这些症状时隐时现，它们可由环境中某些因素诱发。

中医是怎样认识哮喘的　"喘急之证，多因脾肺气虚，腠理不密，外邪所乘，真气虚而邪气实者为多。""夫外感之喘，多出于肺，内伤之喘，未有不

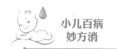
由于肾者。"——说明肺、脾、肾三脏虚弱是导致哮喘发病的根本原因。

长期吸入激素安全吗　治疗哮喘的吸入性糖皮质激素被认为是安全的，哮喘患者可以长期使用。随着科技的进步，目前使用的吸入性糖皮质激素即便是少量被咽下进入消化道，也可以迅速从体内排出不会造成副作用。因此，选择越新型的吸入激素，对于患者来说越安全。

口服或静脉使用的激素最低剂量都是以毫克为单位，而吸入激素的有效用量远低于口服或者静脉使用，通常以微克为单位。另外，吸入激素直接进入气道，作用于气道，仅有不到 1/100 的量会进入血液，不会造成我们所担忧的那些激素副作用。

吸入激素的不良反应轻微，主要是一些局部作用，如声音嘶哑、口咽部念珠菌感染。这些副作用可以通过使用储雾罐和用药后漱口避免。

长期规律地使用控制药物可以使哮喘患者更早、更快、更多地达到控制。当达到哮喘控制后，患者所需要的哮喘药物有可能会减少或减量，有的患者还可能停药，哮喘药物是不会成瘾的。

儿童哮喘的防治原则是什么　哮喘控制治疗应越早越好，要坚持长期、持续、规范、个体化治疗，包括：

急性发作期：快速缓解症状，如平喘、抗炎治疗；

慢性持续期和临床缓解期：防止症状加重和预防复发，如避免触发因素、抗炎、降低气道高反应性、防止气道重塑，并做好自我管理。

哮喘的发病率高吗　哮喘是世界公认的医学难题，被世界卫生组织列为四大顽症之一，中国有近两千万人患有哮喘；研究表明，80%以上的患者未能有效控制自己的疾病，这就意味着他们将面临哮喘严重发作及肺部长期损害的风险。

大多数患者可以通过教育、避免接触诱因和正确服用有效药物使哮喘得到良好控制，尽情享受正常而美好的生活。

舌尖上的肺炎　昨天说了，小儿肺炎跟脾胃有很大关系。脾胃是后天之本，脾胃健，气血盛，则肌肉丰腴，肢体强劲。人的后天之本动摇了，抵抗力、免疫力就会下降，疾病也就随之而来。调理好孩子的脾胃，肺炎就不会侵扰。

所以，何老师大胆一点，把这部分的标题定成了"舌尖上的肺炎"。

孩子要是肺炎反复发作，不妨照着下面的建议，给孩子在生活上进行一下调理。

痰湿困脾　这类孩子大多比较招人喜爱，为啥呢？胖啊！"小胖墩"们多爱吃甜食、冷饮，这些食物容易损伤脾胃，使脾胃不能布散水谷，导致水液内停。中医不是有"肺为贮痰之器、脾为生痰之源"之说吗？胖孩子们大多不爱活动，久坐少动则气血运行不畅，脾胃运化失常。

所以，痰湿困脾的孩子大多表现为肥胖、气短、肚胀、不爱运动等等。

这时候最简单的办法，家长可以给孩子熬点萝卜水喝。选块白白胖胖的萝卜，不要去皮，切条放入锅中，加水煮15分钟，然后加点冰糖就可以喝了。中医认为，白萝卜味甘、辛，性凉，入肺、胃经。能下气宽中、消食化滞、开胃健脾、顺气化痰。

脾肺积热　这类证型多见于食积的孩子，现在生活条件好了，家长都想拿最好的食物让孩子们吃，可是小孩子的脾胃弱呀，同样一块肉，大人吃了没事，小孩子吃了可能就消化不了。而且"鱼生火、肉生痰"，肉、蛋、奶这些高蛋白食物，吃起来香但是不太容易消化，吃多了就会积滞在脾胃里生热、生痰，咽喉为肺胃之门户，火热上炎波及肺脏就会导致肺炎复发。

脾肺积热的表现是：口干口臭、大便干结、咽喉红肿，爱吃凉食，不爱吃热饭等等。

这种情况，家长可以给孩子熬点金银花水，或者菊花水喝。如果伴有咳嗽，还可以加点芦根同煮。芦根主入肺经，能清肺热、止咳嗽，效果就更好啦。

脾胃虚弱　这类孩子多是先天脾胃就差，不爱吃饭，样子看起来瘦瘦的，精气神不足，平日比别人怕冷。这个时候熬粥喝效果更好一些，因为粥最养胃，能益五脏、补气血。家长平日里熬粥的时候放一点养胃健脾的

中药，比如山药、薏米、人参、核桃、红豆等等。慢慢地，孩子的身体就恢复健康了。

有的家长不理解，问：怎么肺上的疾病，你总在脾胃上转来转去呀。这你们就不懂了吧，根据五行属性，脾为土，肺为金，而土能生金，也就是说土相当于母亲，金相当于孩子。母生子，子病治母。中医治肺炎，既要养肺也要健脾，这叫"培土生金"。而且脾胃是后天之本，居于人的中焦，得"中焦"者得天下，只要脾胃健，什么病都不容易得，得了病也容易康复。

 ## 慢性咳嗽，顺尔宁、阿奇霉素都用了还是止不住，为什么喝点中药就好了

最近，很多家长为孩子的长期咳嗽伤心伤神。孩子咳嗽很长时间了，就是好不了。

孩子咳嗽，为什么吃啥药都不管用 到医院，有的大夫说是炎症，结果阿奇霉素、阿莫西林等抗生素都用了，孩子还是咳。也有的大夫说是过敏性咳嗽，过敏性咳嗽其实就是咳嗽变异性哮喘嘛，结果顺尔宁也吃了，雾化也吸了，部分孩子好了一点，但有很大部分孩子还是咳嗽不止。

先把其他疾病排除掉 我们医院的任献青博士在治疗慢性咳嗽方面很有自己的心得，经过他调理后，很多慢性咳嗽治好了，原因在哪儿呢？

任博士说，其实，咳嗽是一种症状，慢性咳嗽可见于多种原因，因此首先是要找准病根儿。引起慢性咳嗽的原因有肺炎、支气管炎、过敏性咳嗽、反复呼吸道感染、免疫功能低下、扁桃体炎、鼻炎、胃食管反流等等。

很大一部分孩子的慢性咳嗽跟免疫功能低下有关 任博士认为，儿科慢性咳嗽的病因相对单纯，除了过敏性咳嗽外，有很大一部分慢性咳嗽是由于免疫功能低下导致的。从中医角度讲，与"肺气虚""食积"有很大关系。《医宗金鉴》里说得很清楚："食积生痰热熏蒸，气促痰壅咳嗽频。"另外，中

医讲"肺主气，司呼吸"，肺气不足汗出多，反复感冒频繁咳。

所以治疗上，应以补肺气、消食积为主。通过补肺消食，孩子食欲增强，体质增强，不重点止咳但咳嗽自愈。在用药的时候选用玉屏风散配合消食药物，对体质过差的孩子可配合吃一点提高免疫力的药物，如香菇菌多糖片、转移因子等，同时配合吃一点复合维生素，长期困扰孩子的慢性咳嗽就会药到病除。

 儿科医生赵坤：最近这么多孩子高烧，原因是这个

最近很多家长说孩子发高烧，让何老师请专家讲讲是怎么回事。为此，趁周末我请教了一下我们医院儿科的赵坤教授。

高烧真凶：很大一部分孩子是得了甲流 赵坤老师说，最近门诊上发高烧的孩子确实非常多，而且多伴有拉肚子、呕吐、头疼、浑身疼，这跟最近甲流高发有关。

提醒家长：孩子高烧要及早就医 以前孩子发烧的时候，家长会自行在家里用一些退烧药给孩子进行退烧，但是在这里需要提醒家长的是，如果在甲流流行季节，孩子发烧了最好上医院就诊，尤其是孩子出现高烧的时候。因为甲流如果不及时控制住的话，很快就会引发肺炎，甚至大叶性肺炎，有些孩子还会出现肺坏死，危及生命。

如何鉴别：还是交给医生 很多家长心里会有疑问，我的孩子发烧了，是不是甲流呢？从症状上来讲，甲流与普通的感冒发烧有相似的地方。但是，普通的感冒发烧一般都有诱因，比如受寒等。而甲流则多与传染有关，比如有些孩子所在的班级，很多孩子都高烧，这就需要警惕。

当然，最好把如何鉴别普通发烧与流感这个问题交给医生。一般情况下，简单的咽拭子检查可初步判断孩子是否得了甲流。

这样预防：休息好、清淡饮食、雾霾天减少外出　关于甲流，家长如何做好预防也非常重要。赵坤老师提醒，首先是要让孩子休息好，按时作息，不要睡得太晚。因为睡眠时人体血液中的白细胞吞噬功能会有所增强，所以充足的睡眠可以使人体免疫力增强。

其次是要清淡饮食，多吃蔬菜。很多家长不理解，为什么清淡饮食可以预防流感。这是因为肉蛋奶等高热量、高脂肪饮食会导致上火，孩子的气道、咽腔等部位会比较干燥。而从生理结构上来讲，我们的身体有一个自净功能，当病毒通过呼吸系统侵犯身体的时候，呼吸道黏膜上的纤毛会通过摆动，将这些病菌清扫出去。但是，如果孩子吃的食物热量太高，呼吸道黏膜上的黏液就会过干或者过于黏稠，这不利于纤毛摆动，孩子感染病菌的概率当然就会大大增加。

再者，由于雾霾中的悬浮颗粒很容易吸附病毒，因此雾霾天要尽量少让孩子到室外活动。

保护环境：爱护我们的家园就是爱护我们的孩子　今年，我们在郑州，明显感觉到雾霾没有以前重了，见到蓝天的次数也多了。可见政府在治理雾霾方面也做了很多的努力。我们作为市民，也要爱护环境，爱护好我们的家园就是爱护我们的孩子。由于汽车尾气中的金属颗粒特别容易吸附病毒，因此我们在出行时尽量选择公共交通工具，减少尾气排放，孩子受感染的概率也会随之降低。

为什么孩子张嘴睡觉一定要及早就诊

有的宝妈反映，自己的孩子最近老是张着嘴睡觉，感觉这不正常，就帮助孩子把嘴合上，可是过一会儿小嘴巴又张开了。张着嘴睡觉正常吗？咱们一起来看看河南中医药大学第一附属医院儿科马淑霞主任医师怎么说。

危害：脸会变丑，还可能诱发呼吸道感染　家长们要注意，如果孩子张着嘴睡觉，最好到医院去就诊。因为张着嘴睡觉，会影响到牙颌骨的发育，使硬腭高拱，这一方面会使孩子的表情变得呆板，另一方面还会造成牙齿排列不整齐。

另外，我们的鼻腔黏膜有过滤作用，能够过滤掉很多细菌病毒。而张嘴睡觉的时候，气体会直接通过口腔进入肺中，这大大增加了孩子患呼吸道感染的概率。所以，孩子张嘴睡觉的时候一定要及早上医院就诊！

原因之一：鼻塞、鼻炎 孩子张嘴睡觉，最常见的当然是鼻子不通气。如果孩子最近感冒了，鼻子不通气而张嘴睡觉，那家长可以不用管，感冒一般 7 天左右就好了，感冒好了，鼻子自然就通气了。

当然，也有些孩子是鼻炎，这时家长就要及时带孩子治疗了，因为孩子患了鼻炎，大脑长期处于缺氧状态，还会引起精神不振、头晕头痛、记忆力减退、学习成绩下降等很多问题。

原因之二：腺样体肥大 腺样体肥大的孩子也会张嘴睡觉。腺样体又叫咽扁桃体，它和"扁桃体"一样，特别容易因发炎而肿大，如果儿童时期受到感染，患上急性鼻炎、急性扁桃体炎及流行性感冒等，腺样体受到牵连就会增生肥大。因为腺样体位于鼻咽部位，腺样体增大，原本狭长的鼻腔呼吸起来负担就会加重，所以腺样体肥大首先影响到的就是孩子的呼吸，这时候孩子就会打鼾、张嘴睡觉。

无论感冒、鼻炎，还是腺样体肥大，孩子长时间张嘴睡觉，家长一定要及时带孩子到医院去就诊，以免引起上面说的面部、牙齿变形，或者诱发呼吸道感染，增加孩子生病的概率。

小孩子容易得呼吸系统疾病的 3 大"特种原因"

很多家长不理解，小孩子呼吸系统疾病怎么那么多。鼻炎、感冒、发烧、支气管炎、肺炎，多得让人头疼。还有些家长会困惑，孩子这病情变化也太

快了，今儿个发个烧，明儿个到医院一查就成肺炎了。

其实，小孩子比较容易得呼吸系统疾病，跟他们的生理特点有很大关系。各位宝爸宝妈们了解了这些特点，方能"知己知彼"，对小儿呼吸系统疾病的预防也会更深入一些。

没有鼻毛，所以易感染　小孩子出生以后，头面部也处在发育当中，鼻腔相对比较短。并且，刚出生的孩子是没有鼻毛的。大家都觉得鼻毛这东西特别丑，千万别这样认为。鼻毛的作用特别大，它可以阻挡空气中的细菌、病毒、灰尘等进入鼻腔，也就是说，可以过滤空气。另外，鼻毛还有保温作用，可以保持鼻黏膜的温度和湿度，不让外界的冷空气直接进入气管，还可以防止鼻出血。

通俗地说，鼻腔比较短，还没有鼻毛保护，就像敌人本身就已经非常近了，但是城门是开着似的，外邪可以长驱直入。这样的话，孩子当然就容易得呼吸系统疾病了。

鼻黏膜太柔嫩了　小孩子不仅肌肤比较柔嫩，其他部位也很柔嫩，比如鼻黏膜。鼻黏膜是保护鼻腔的，鼻黏膜太柔嫩，就像一个人好欺负似的，再加上这鼻腔的毛细血管比较丰富，所以孩子特别容易出现鼻黏膜充血、水肿、感染等，孩子还特别容易流鼻血。

所以，家长要注意，平时可以多看看孩子的鼻腔，如果鼻子太干的话，可以用水蒸气给孩子熏熏鼻腔。不要让孩子养成挖鼻孔的习惯，稍一挖就流鼻血了。

气管、支气管比较狭窄　气管、支气管是呼吸的通路，小孩的气管、支气管狭窄、纤毛运动能力差，肌肉组织发育不完善。本身小孩子鼻腔就短，如果有病毒、细菌到来，鼻子抵挡不住，那肯定就会直接入侵气管、支气管，这时候就容易诱发感染、堵塞等等，形成支气管炎等疾病。

所以，作为家长，还要注意经常带孩子进行户外活动。孩子活动得越多，肺活量大，对气管、支气管中的肌肉组织就是一种锻炼，孩子患呼吸系统疾病的概率也会降低。

看完上面的原因，想必各位宝爸宝妈们也明白了，小孩的呼吸系统发育尚不完善，在一些呼吸系统疾病高发的时期，能预防就应当尽量预防。平时要少带孩子到人多的场所去，天冷或者有花粉的季节该给孩子戴口罩时一定要戴上。

 ## 给孩子做雾化到底有没有伤害

说到雾化，一些家长马上会摇头拒绝；还有一些家长虽然愿意给孩子做雾化，但心里也是七上八下的：给孩子做雾化到底有没有伤害啊？有没有人给解答一下啊。

这个可以有！何老师为您解答。

什么是雾化 咱们先来说说什么是雾化。雾化是一种治疗方法，它是把药物变成超微粒结构，通过呼吸带到气管、肺的表面，药物不经过胃肠、血液循环，而是直接作用在靶器官上。一般情况下，雾化用药量是口服的1/50，但是效果是相同的。因此它具有用药少、效果好、副作用小的特点，尤其在治疗咽喉炎、支气管炎、喘息性支气管炎、过敏、痰多等病症时，效果显著。

雾化用药都是激素吗 很多家长拒绝雾化的一个重要原因就是抗拒激素，其实中药西药都可以用来雾化，不一定非得是激素。

雾化时孩子哭是不是很痛苦 错！雾化是通过呼吸作用使药物播散到肺、气管，孩子哭的时候，肺活量增大，反而更有利于药物的吸收。所以，雾化的时候孩子哭两声，反而不是坏事，宝妈们就放心吧！

哪种雾化效果好 现在更提倡压缩雾化，而不是超声雾化。超声雾化是那种"冒烟"的雾化，这种雾化药物的分子量比较大，不利于吸收。另外，药物也喷不开，效果相对不佳。而压缩雾化时药物的分子量要小一些。

雾化会不会形成依赖 如果口服药物都不会形成依赖，那么雾化怎么会形成依赖呢？

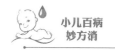
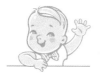 ## 漫天飞絮，如何保护孩子的小鼻子

最近天干风大，漫天飞絮随处可见。飞絮是一种过敏原，吸到鼻腔里以后，就会引起各种反应。大人还好一些，小孩子最痛苦，流鼻涕、咳嗽、鼻子痒、鼻塞，有些孩子的过敏性鼻炎、哮喘经治疗已经缓解了，结果因此又复发了。

飞絮这东西，躲也躲不掉，总不能把孩子天天关在家里吧，河南中医药大学第一附属医院儿科主任医师郑宏博士说，下面这三种方法可以减少飞絮对孩子鼻腔的伤害。

热气熏鼻 我们的鼻腔黏膜上有很多小小的纤毛，它们就像一把把小扫帚，时时刻刻摆动，将进入鼻腔中的异物清除出去。但是，鼻黏膜纤毛在干燥的环境下活动就会减弱甚至停止。所以，家长可以把温水倒入一个杯子里，用水蒸气给孩子熏鼻子，这样可以保持鼻腔黏膜的湿润，也有利于飞絮等异物的排出。

科学擤鼻 小孩子不会擤鼻子，家长要注意教孩子科学擤鼻的方法。告诉孩子，如果外出时鼻子痒、有清涕，可能是飞絮进入鼻腔了，这时候要会擤鼻涕。

科学的擤鼻方法是，用一只手的食指或中指按住一侧鼻孔或鼻翼，擤另外一侧。不要捏着鼻梁同时擤两个鼻孔。

还有一点要注意，很多孩子擤鼻涕的时候，用很大力气，把腮帮子都吸得鼓鼓的，这样很容易通过咽鼓管诱发耳部炎症。

注意护鼻 保护鼻子，家长不要怕麻烦，外出的时候最好给孩子戴个口罩，这其实是隔离飞絮的一个很好的办法。但是在选择口罩时要注意，不要戴有呼吸阀的口罩，这样呼吸阀很快就会被飞絮堵住，影响孩子的呼吸。

第五章

这样做才能让
孩子聪明、长得高

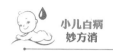

你知道吗？孩子小时候太胖，长大容易得癌症

中国经济的飞速发展和人民物质生活水平的显著提高，粗略算算也不过几十年的时间，但正是这几十年的时间，中国却培养出了世界少年儿童中 1/3 的肥胖儿童。根据数据显示，中国目前有 1200 万超重肥胖少年儿童，占全球 1/3。

小儿肥胖长大易得癌症　肥胖会带来糖尿病、冠心病、高血压，这很多家长都知道，但是，你知道吗？肥胖孩子将来患癌症的概率要比普通孩子高得多。

河南中医药大学第一附属医院任献青主任说，来自英国布里斯托尔大学的学者研究发现，儿童肥胖与癌症发病率逐年上升有着密切的关系，肥胖儿童未来患胰腺癌、膀胱癌、肺癌、呼吸道癌症和口腔癌症的概率比其同龄人显著增高。研究还发现，年龄较大的肥胖儿童成年后患结肠癌、乳腺癌、前列腺癌等各种癌症的概率较常人高。

目前已经证实食道癌、胃癌、结直肠癌、乳腺癌、宫颈癌、肾癌等 6 种癌症与肥胖有直接关系，另外，恶性淋巴瘤与肥胖也有一定关联性。

癌症不是一蹴而就的，肥胖儿童从小就开始了身体机能的损害。儿童体重越重，将来发生癌症的机会也越大。所以说，为了孩子的健康，家长再也不能放任孩子大吃大喝了。心血管、血糖、血脂问题我们可以解决，但是癌症一旦形成就难以彻底消灭，为了健康我们一定要让孩子告别肥胖。

预防儿童肥胖　1. 增强运动。运动是远离肥胖、锻炼体格的最好方法。小孩子吃得多没有错，错的是吃了之后不运动，这样营养物质没有被利用而堆积在体内，就会变成废物。运动还可以帮助消耗孩子体内多余的脂肪，促进肌肉的形成。这样孩子就不再是肥胖，而是强壮。所以家长们要多带孩子参加室外运动，顺应孩子好动的天性，多和小孩子一起做游戏，玩耍，和小孩子一起活动。

2. 合理膳食。具体地说就是要根据小儿生长发育的要求，提供充足的营养物质，但不可过量。而且三大营养素的供热比例要合适，即每日提供给小儿充足的热量，其中蛋白质提供的热量占一日总热量的 12% ～ 15%；脂肪提供的占一日总热量的 30%；碳水化合物提供的占总热量的 50% 左右。如果能按该比例为小儿提供营养素，就可以做到各类营养素在体内"各尽所能"，既无营养素的浪费，也无多余的脂肪在体内堆积。如果孩子的进食量已远远超出此量，就应该进行限制。

此外，小孩子都喜欢吃甜食，但是，甜食像糕点和冷饮里都含有大量的糖类。对于小孩子，要避免摄入过多的甜食，来防止多余的糖类转化为脂肪。

总之在生活中，家长们只要把握住这两个大的方面，孩子就不容易形成肥胖。现在的癌症发病年龄越来越低，很多小孩也成为广大癌症患者中的一员，所以不仅我们大人要注意癌症的预防工作，同时也要让孩子规避癌症风险。

 ## 孩子多动，不要给孩子乱扣"多动症"的帽子

现在很多家长发现，自己的孩子老是动来动去，一天到晚跟"永动机"似的，好像有使不完的劲儿，但是，这种劲儿放在学习上就不行了，坐在书桌前，不是扭来扭去，就是骚扰一下旁边的同学。

有些家长心里就嘀咕，孩子会不会是多动症啊！

不要随便给孩子扣多动症的帽子　在这里请大家记住：不要随便给孩子扣多动症的帽子。

有些孩子虽然"多动"，但是没达到多动症的地步。这时候，通过一些行为矫正、心理调节，完全可以解决。

孩子多动，从医学角度讲是因为注意缺陷障碍，就是注意力不易集中，不能全神贯注安静地做一件事。多动的孩子多是父母、老师眼中的"坏孩子"，因为他们做作业、看书、上课、吃饭等都不能专心致志、老老实实干完，在学校总爱惹事，动不动就和同学打架，作业也不能按时完成。

对这类孩子的治疗仅靠药物是不行的，还需要结合一系列的心理治疗。作为和孩子接触时间最多的父母，如果能抽出时间多陪陪孩子，耐心有效地引导孩子的心理行为，那将对孩子病情的恢复起到至关重要的作用。

这样陪孩子玩儿，慢慢就把多动矫正过来了　当然，这里讲的可不是随随便便的游戏，而是一种行为心理矫正训练。这一训练的主要目的是通过一些简单、固定的意识命令让孩子学会自我行为控制，锻炼孩子的注意力。

家长可以从孩子最感兴趣的游戏入手，如果您的孩子喜欢看某一部动画片，那好，咱们就从动画片开始，给孩子限定一定的观看时间，观看结束后家长马上就动画片中的一些问题对孩子进行提问，比如说陈述一下刚才的故事情节呀、刚才谁穿了一件什么样的衣服呀等等，如果孩子回答正确则进行奖励。

可能多动症的孩子刚开始并不能完全回答正确，别担心，慢慢来，家长的奖励手段其实是一种良性的强化刺激，时间久了，孩子在潜移默化间心理就给矫正过来了。

有家长反映孩子本来就爱动，想让他老老实实坐那看动画片估计并不容易，没关系，先从几分钟开始，等孩子表现好了再慢慢延长时间，这是一个循序渐进的过程。想让孩子变得有耐心，家长自己首先要有耐心。

此外，家长还可以陪同孩子做游戏，比如说和孩子一块堆积木、玩拼读，比一比看谁完成得最快，完成得最好，先易后难，做得好同样给予奖励。当然家长要适当让一让孩子，帮孩子树立信心。

在这些训练中，由于动作命令是来自于孩子的内心，所以一旦动作定型，孩子的自制力就能大大提高。

越是打骂，孩子多动就会越厉害　最后要提醒父母的是，孩子淘气、爱惹事，家长不要一味地大骂训斥。也不要因为孩子爱动，刻意地限制孩子的行为，要适当满足孩子的活动需要，可指导他们参加跑步、踢球等体育训练，同时要劝止一些攻击性行为。切记孩子多动也是一种心理疾病，家长的暴力行为反而会伤害孩子的心理，这样会适得其反。

在这个繁忙的社会，咱们家长陪孩子的时间其实少之又少，下班回家后又多在看电视、玩手机，忽视孩子的心理成长。做父母的，如果愿意多花点时间陪孩子做做行为心理矫正训练，共同进步，共同成长，那孩子一定会变成一个父母眼中的乖孩子。

家长们都错了，孩子挤眉弄眼、吸鼻子、清嗓子等"怪毛病"其实不是病

我小的时候有段时间特别爱吸嘴唇，这个毛病被父母发现后，他们便轮流"监视"我，只要发现我嘴唇一动，便嚷着说："不准吸！"

起初我并没有觉得这是个大问题，也从没关心过自己的嘴唇，可自从父母训斥我之后，我就对我的嘴唇特别上心，吃饭走路都想着，越是想着越是忍不住去吸。最后父母见管不住索性就不管了，没有了来自父母的压力，我的兴趣很快转移到别的地方，"吸嘴唇"这个小动作不知不觉也就改掉了。

经常有一些粉丝给何老师留言，咨询一些有关孩子的问题，其中有些家长问到了孩子有挤眉弄眼、吸鼻子、清嗓子等"怪毛病"。

这一点何老师深有体会，孩子是咱们当父母的心头肉，家长们都想让孩子们"完美"。在这里我用了"完美"这个词，不知道你们是不是这样想的，反正我的眼里是容不得孩子有一点不好。

也正因如此，家长们对孩子眨眼、挤眉、龇牙、翻眼、咬唇、清嗓子等等小动作看在眼里，会像眼睛里进了沙子一样，容不下呀。

河南中医药大学第一附属医院心理学专家谢正在门诊上也经常听到家长们有这样的苦恼，他会跟家长们说：你们越管，孩子越是紧张，注意力就越集中在这个动作上，他自己就忍不住去做。如果你们不给他压力，他有可能过几天就忘了。

谢大夫说，孩子小动作多，特别是上肢以上，比如爱眨眼、挤眉、龇牙、吐舌头、摇头、伸脖、耸肩等在医学上属于抽动的表现，但是作为家长来说

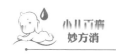

千万不要把孩子的这些动作当作疾病来看。从临床心理角度来看，孩子挤眉、弄眼、吸鼻子恰恰是内心紧张焦虑的变形表现。

小孩子不像大人，心理惆怅郁闷了可以通过抽根烟、喝点酒、购物等方式发泄出去。他们不懂怎么疏泄，所以就表现在面部上，这是种行为变形的表现。这个时候，家长越是训斥、越是管教，越是给孩子制造紧张的情绪，孩子越容易重复这种动作。

当然，孩子出现挤眉弄眼这些小动作从本质来说是心理压力过大，情绪处于紧张状态。因此家长最主要的任务是找出引起孩子紧张焦虑的诱因，然后消除诱因。如果是因为学习压力大，家长就应该合理安排孩子的学习时间，经常带孩子外出活动给予放松的机会；如果是因为在学校经常和别的同学发生冲突，家长应该与教师联系协同解决。总之是要多给予心理支持，给孩子提供一个良好而又宽松的社会环境。

最后告诉家长们一个好消息，家长大可不必对孩子的抽动过于担忧，大多孩子的抽动表现往往是阶段性的，随着心理环境的变化而变化，随着孩子慢慢长大，心理逐渐成熟，就不会再通过不正常的发泄手段表现出来了。通俗一点说，长大了这些毛病就没了。

 ## 为啥说孩子的身高是睡出来的

很多家长觉得孩子只要被大鱼大肉、牛奶高蛋白供着，身高肯定没问题。这就大错特错啦。因为生长激素是决定身高的一个重要因素啊！告诉各位家长哈，生长激素的分泌量在一天内不是恒定不变的，而是有明显的规律性，即白天分泌较少，夜晚睡眠时分泌较多。

爸爸妈妈们一定要记住啦，生长激素分泌量的高峰主要集中在两个时间段。一个在晚上 21:00 至凌晨 1:00 这一时间段，另一个是早上 6 点前后的一两个小时。其中前一个是大高峰，后一个是小高峰。特别是晚上 10 点前后，生长激素的分泌量达到最高，可以达到白天的 5 ～ 7 倍。

如果孩子在这一时间段未睡，或睡得晚，那对不起，生长激素的分泌高峰错过就再也补不过来了。

现在咱们的娱乐设施增多了，电视、电脑、平板、手机等等，很多孩子要玩到很晚才睡觉，甚至黑白颠倒。在生长激素分泌高峰期不能入睡，那么它的分泌量就会大大降低，甚至不分泌，这样对孩子的身高非常不利。孩子从出生到青春期结束，一直都在长个儿，家长们想一想，如果孩子每年少长三五毫米，那到青春期结束，孩子就要少长好几厘米！也就是说，本来男孩子该长到 180 厘米的，结果只长到了 173 厘米；女孩子本来该长到 170 厘米的，结果只长到了 163 厘米。这多令人遗憾呀！

因此，想要孩子长得高，一定要保证他们尽早入睡，最迟不能超过 10 点，而且每晚至少要睡足 8 个小时。夜间良好的睡眠不但有利于生长激素分泌，而且像泌乳素、性激素、黄体生成素等激素也会相对分泌旺盛，这对孩子的生长发育都具有十分有益的作用。所以，老话说"只有睡得好，才能长得高"，是有科学依据的。

你愿意自己的孩子患高血压吗？不愿意就看看

有一位粉丝说，自己的孩子不到十岁，很胖，现在查出来高血压，问我有没有好的方法。我听了很痛心，一旦被确诊为高血压，就要终身服药，这对一个人来讲是件多么痛苦的事，尤其是孩子。

高血压是种"富贵病"，说白了，就是吃得太好了。为了不让咱们的下一代得高血压，咱们就一起来认识一下这种病吧！

高血压已经成为一个社会现象，我国高血压患者在 2002 年就已经达到 1.6 亿，而且愈发年轻化。高血压常被认为是成年人的病症，实际上儿童高血压并不少见。据报道，北京儿童医院对 5000 名 6 ～ 18 岁儿童和青少年进行

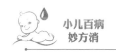
血压普查时，发现血压偏高者占 9.36%，这个数字表明，在我国有数以万计的儿童高血压患者。我们只有防患于未然，从娃娃抓起，才能远离高血压。

提起血压，就不能不先讲讲和血压有重大关系的常量元素——钠。

钠的主要来源是盐，钠在体内是相当重要的，它的主要功能是调节体内的水分与渗透压，维持体内水量的恒定，没有它，体内的水分就不能正常处于平衡状态，容易出现脱水。科学研究证实，钠摄入量与血压有重大联系。

人体的钠在一般情况下不易缺乏，在禁食、少食、高温、过量出汗、腹泻等情况下易发生，但一旦缺乏会出现血压下降、心率加速，甚至休克，建议孩子在发烧或者拉肚子的时候，适当补充一些钠。

高血压流行病学调查证实，当食盐摄入减少时，血压也会随之降低。但现代社会物质丰富，酱油、调料、火腿、酱菜、发酵豆、休闲食品等都含有盐分，我们日常生活中每天只需要 6 克盐就可以了，因为进入体内的钠大部分通过肾脏随尿排出，摄入盐过多，可加重肾的压力，一旦肾的压力过大，功能受损，极易引起高血压。特别是小孩子更要饮食清淡。平时做菜和汤时，要等快出锅时再放盐，这样好控制盐量，而盐的成分又都在菜的外周包围，咸的味道比较明显，也可以放点醋，酸味能突显咸的味道。

 ## 孩子出牙晚到底正不正常，到底缺什么

咱们当父母的，都希望自己的孩子啥都比别人家的孩子强。孩子比别人家的先走路，或者先说话，或者先长牙，等等，就会高兴得不得了。

但是，如果自己的孩子哪一点发育得晚一些，家长们就会着急，孩子正不正常呀？是不是病了呀？有很多家长留言问：我们小区里，有的孩子四个月都长牙了，俺孩子八个月了还没长出来，这正不正常？或者俺孩子到一岁了，乳牙还没长出来，这是怎么回事呀？

注意出牙的时间 很多家长问过我，俺孩子都一岁多了，牙齿还没长全，

这正常吗？那孩子到底几个月长牙算是正常？原来啊，一般第一颗乳牙都是门牙先萌出。门牙咱们家长都知道，看门的牙齿嘛，不同的孩子长牙的时间也不一样，门牙只要在 4 个月到 10 个月长出来都算正常。如果超过 10 个月门牙还没有露出来，那可真是不正常了。

补充维生素 D 大家都知道，牙齿大部分都是由钙构成的，钙又需要维生素 D 的配合才能被吸收。孩子出生前几个月都是吃母乳，而母乳中含量最低的维生素是维生素 D，妈妈饮食中的维生素 D 又很难分泌到母乳中去，缺少维生素 D 就会影响钙的吸收，特别是在冬天出生的孩子，和在北方日照较少的地区出生的孩子，晒太阳少影响维生素 D 的形成，孩子大都缺少维生素 D，从而影响牙齿的形成。所以营养师推荐婴儿从出生 2 周开始到 1 岁半之内，都应该添加维生素 D。

永远记住"太阳是最好的钙片" 孩子在 1 岁时萌出上、下、左、右第一乳磨牙，乳磨牙就是最里面的大牙啦，上下左右各出一颗。1.5 岁时出尖牙，就是大家爱说的"小虎牙"呗。2 岁时出第二乳磨牙，2 岁时共出 18 ～ 20 颗牙，到了两岁半的时候全部 20 颗牙应该都出齐啦。

如果到 2 岁半乳牙仍未出齐，那首先就应考虑孩子是不是缺少钙、磷、维生素 D 了。钙和磷是构成牙齿的主要成分，维生素 D、镁促进钙的吸收。家长这时候要反思一下，孩子是不是有些偏食（如不爱吃菜，不爱吃肉）？每日食物种类是否有些单一？室外活动是否过少（每天晒太阳不足半小时）？这些都可能造成这些营养素的缺乏。家长尽量每天带孩子晒太阳，同时给孩子做一些小食疗方。

多吃含钙含磷的食物 孩子一岁就能吃饭了，家长注意饮食方面多给孩子补充点含钙、磷多的食物。比如，乳制品、虾皮、芝麻酱、海带、豆制品、坚果（不宜多吃，特别是核桃、松子类的含油量太大，不是那么容易消化，一天一个核桃、七八个松子就行）的含钙量很高，瘦肉、蛋、鱼、动物肝、动物肾、花生含磷非常多，多吃绿叶蔬菜补充一下镁，再补充点鱼肝油，我相信咱们孩子的小白牙会争先恐后地挤着要出来了。

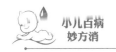
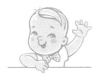

妈妈这样做，孩子能多长 10 厘米

何老师有一次跟专家聊天，专家说了一句话让何老师很震惊。专家说："小孩子到青春期之前每年都要长 5～7 厘米，如果家长不注意，一年少长个一厘米半厘米，当时看不出来，但是几年以后就少长几厘米，个头儿差距就出来了。孩子本来可以长到一米八的，结果就长到了一米七二，那能行吗？"

仔细想想还真是这样。另外，为什么咱们国人一代比一代的平均个头儿高？一方面是生活水平提高了，另一方面是家长们注意这个问题了。所以，长个儿的问题看似是孩子的问题，其实是父母的问题。

一个补钙何其难　大家都知道骨骼主要由钙、磷组成，钙的吸收又离不开维生素 D。一般钙主要存在于奶制品里，虾皮、芝麻酱、海带、大豆、坚果的含钙量也非常高。维生素 D 主要存在于鱼肝油和动物肝脏中，也可以由紫外线照射身体自己合成。所以给宝宝每天晒太阳，多吃含钙丰富的食物，对长个子相当重要。

合适的钙镁比　在维持正常骨密度和骨骼生长的过程中，钙和镁是并肩作战的好朋友，缺一不可，它们在人体内的比例是 2：1。只有它们俩比例正常，骨骼才能正常生长，现在大多数人只注重补钙而忽视补镁，是个误区。而作为补钙食品，最常用的就是奶，其实奶里面含的钙镁比仅仅是 10：1。平时尽量多吃含镁高的食物，比如绿叶菜、坚果、种子等。

锌是生长发育的好帮手　说起生长发育，就不能不提锌，身体内的各种酶都需要锌的参与才能正常工作。孩子缺锌会生长发育迟缓、食欲不振、异食癖，每天多摄入含锌食物无疑对宝宝的生长发育有很大帮助，牡蛎中的含锌量最高，还有动物内脏、蛋黄、鱼肉等。

合适的作息时间　大家都知道，长身体基本都是在晚上，为啥？因为生长激素的分泌在晚上九点到凌晨一点是一个高峰期，而身体在这段时间自我排毒，进行新陈代谢。所以晚上应该让宝宝九点就上床睡觉，抓住这个大好时机。

不偏食挑食才会长个儿　从小让宝宝养成良好的饮食习惯，不挑食，不偏食。偏食挑食容易引起各种维生素、矿物质的缺乏，造成营养不良，身高增长速度慢。平时应诱导小孩食用磨牙饼干、馍片之类的，锻炼咀嚼能力，以免孩子习惯于食用流质食物，大了也不肯咀嚼，造成偏食。

要长高，就要多蹦多跳　运动可促进人体内钙的平衡，促进钙在骨骼上的沉积。小孩子的耐心有限，大家可以带领宝宝做不同形式的锻炼，每次十分钟以上，每天合计半小时以上，每周最少锻炼五次。蹦床、跳高、跳远、打球、引体向上、跳舞、拉伸这些活动都可促进生长，而且运动能使人产生快乐因子，提高免疫力，一举多得。

合适的补肾方法　肾主骨，主生长发育。骨骼的生长发育受肾脏的直接影响，平时可以让孩子多吃补肾的食物，比如黑豆、黑芝麻、黑米、山药、枸杞、核桃、栗子等。

男孩子"小鸡鸡"的头部为什么老是红丢丢的

有位家长问：何老师，我们家是男孩儿，为什么我发现孩子"小鸡鸡"的头部老是红丢丢的？这正常吗？

家长这么一问，我这么一想，还真是这样，我家的孩子也是这样。尤其是夏天孩子光着屁股在你眼前玩的时候，那红丢丢的一点特别明显！不过幸好咱们守着专家嘛，于是，何老师就这个问题请教了河南中医药大学第一附属医院肾内科的张翥教授。

不愧是专家，咱们想破脑袋的问题，到了人家这里真成了小儿科。张翥博士说，这跟孩子包皮较长有关。小孩子的包皮较长，包裹着龟头，对龟头起着保护作用。这是生理性的，很正常。

但是，由于包皮较长，所以孩子尿尿的时候阻力会变大，非常容易刺激尿道口引起炎症。这时候，孩子"小鸡鸡"的头部就会变得红丢丢的啦！

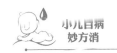
当然，这种炎症不用担心，一般不会出现什么问题，家长们发现以后要注意孩子那里的卫生啦！

另外，还有一些家长反映，孩子特别容易尿频。其实，男孩子尿频也跟尿道口炎症有关，由于炎症刺激，男孩子出现尿频的概率会比女孩子高一些。当然，女孩子也会出现尿频，这时候要考虑是不是有尿路感染，或者尿路畸形等。

当然，还有一些孩子的尿频是心理性的。大家不要奇怪，小孩子特别聪明。有时候我们正在那里做自己的事，比如聊天、看电视的时候，孩子觉得他被忽视了，会说："妈妈，我要尿尿！"这就是心理性的，那就多关注关注孩子吧！

 ## 吃得这么好，孩子为什么还是会贫血

小儿贫血最常见的是营养不良性贫血，这其中有两种诱因：缺铁或缺乏维生素 B_{12} 和叶酸。

如果孩子患缺铁性贫血时，会出现偏瘦、脸黄、发育不良等症状。目前，虽然生活条件较以往有了很大提高，但是小儿贫血仍然很常见，这主要与家长对孩子的喂养方式不当有关，比如，有些家长认为母乳的营养非常全面，因此给孩子添加辅食比较晚，而事实上母乳中铁的含量非常低。

临床中也发现，纯母乳喂养的时间越长，孩子患贫血的可能性就越大。另外，有些家长觉得每天让孩子喝牛奶、吃鸡蛋，孩子的营养就会非常好。但牛奶、鸡蛋中铁的含量也非常低。因此，小儿加辅食之后，家长应注意给孩子加一些含铁丰富的食物，比如含铁米粉、肝泥、瘦肉、果蔬汁等等。

如果小儿是因为缺乏维生素 B_{12} 和叶酸引起的贫血，则会表现为虚胖、食欲不振、口唇发白、指甲不红润等。此时最好到医院找专业医生进行诊治。

需要提醒的是，血常规是判断小儿贫血的一个重要检查手段，但是通过血常规检查来判断贫血有一定的误差。如果通过血常规检查发现孩子血红蛋白偏低，最好在医生的指导下进行复查做进一步验证。然后进一步判断是哪种原因引起的贫血，并在医生的指导下补充铁剂或对症治疗。

冬天这样做，孩子不长个儿、不聪明

春种、夏长、秋收、冬藏，很多家长以为孩子到了冬天就不长个儿了，其实这种想法大错特错。冬天孩子也在长。另外，冬天孩子的智力也在充分的发育过程中。但是，如果家长这样做的话，就会无形中影响到孩子的身体和智力发育了。

不能跳就不长个儿　咱们有个成语叫"裹足不前"，把脚裹着了，人就没法前进了。小孩子长个儿也是如此，给孩子穿得太厚了，孩子的活动受到限制，不能跑跑跳跳。而医学上关于长高有一种说法叫"运动增高"，多跑多跳可以刺激骨的生长。所以，穿得太厚，孩子走路又笨又慢，更谈不上跑跑跳跳了。这时候就会影响到孩子的长个儿。

手不动就不聪明　家长们一定要记住，在我们所有的器官中，双手在大脑皮层上所占的反射区面积是最大的，几乎达到1/3。手做简单活动时，脑部的血流量约比手不动时增加10%。手做复杂、精巧的动作时，脑部的血流量就会增加35%以上。大脑的血流量增加了，人也就更聪明了。所以，冬天别给孩子戴过厚的手套，同样要释放孩子的双手，进行各种各样的精细运动。

不在地上玩儿的孩子不聪明　夏天天热，孩子在地上坐呀爬呀跪呀，都无所谓，无非就是衣服脏得快一些。但是冬天，很多家长不让孩子在地上坐，即便家里有暖气、有地板等，原因是衣服脏了洗起来太麻烦。

事实上，家长一定要注意，经常在地上玩儿的孩子更聪明，因为小孩子在

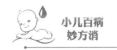
地上坐、爬、滚，锻炼的是大脑与四肢的协调能力，孩子在地上玩儿的时间就那么几年，长大了你想让他在地上爬他都不乐意了。大脑与四肢的协调能力越强，孩子就越聪明，而且学习也会越好，为什么呢？大脑与四肢协调的话，做事情就更精细，看书的时候更认真，不容易马虎、漏字、隔行等等，这样学习成绩当然好了。另外，大脑与四肢的协调能力越强，孩子将来得多动症的概率就越小。

所以，冬天的时候，家长们要注意，不要把孩子裹得跟个粽子似的，该怎么玩儿就怎么玩儿吧！

3 岁前经常这样做，孩子会多长 10 厘米

前两天带朋友去河南中医药大学第一附属医院儿科周正大夫那里看病，看到周老师正在给一个小宝宝做检查。周老师时而给孩子抻抻胳膊，时而给活动活动腿，虽然动作幅度很大，但是孩子很舒服，不仅没哭，反而笑了起来。

接着，周老师让小宝宝平躺在治疗床上，把他的双手放在孩子的双肩上，然后从肩膀开始，用手掌顺着往下"布拉"（"布拉"是河南话，捋的意思），经过胸、腹、大腿、小腿，一直捋到脚跟。然后对孩子的家长说，这个方法你坚持做，将来能让孩子多长高 10 厘米。

为什么呢？婴幼儿期是小孩子长高的黄金时期。小孩子 0 到 1 岁的时候，身高会比刚出生时增加 50% 左右。比如，一个孩子出生时的身高是 52 厘米，那他到 1 岁的时候会长 26 厘米左右。1～2 岁期间会长 10～12 厘米,2～3 岁会长 6～8 厘米。从 3 岁到青春期，仍然会每年增长五六厘米。

这时候，用上面的方法从肩到脚给孩子捋，相当于对孩子的四肢关节进行了按摩，同时疏通了孩子全身的经络，当然能帮助孩子长高。经常用这种方法，就能帮助婴幼儿时期的孩子多长五六厘米。但是不要忘了，婴幼儿时

期孩子的身高比较高的话，那基数比较大，将来对青春期的长高也非常有帮助，还会再帮助孩子长高一截。

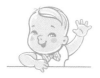

上火、口腔溃疡、嘴唇干，大人小孩都可以用这个外敷方

今年冬天天真干啊，这个干冷无情的冬天，很多人上火不舒服，嘴唇干、口腔溃疡、咽喉肿痛，大人还好一些，小孩子就不一样了，嘴里一长溃疡，哭闹、烦躁、不吃饭，上火时稍一受凉，还会感冒、发烧、咳嗽，一家人不得安宁。试试李松伟博士提供的这个外敷方吧，他经常在门诊推荐给上火的人用，都反映效果非常好。

方子很简单，到药店买 10 克吴茱萸，回来将其研成末，然后加点醋，调成糊状。到了晚上睡觉前，取出一点敷到脚心的涌泉穴上，用纱布固定。涌泉穴很好找，把脚趾头勾起来，脚底板上那个凹陷的坑就是了，小孩子的更好找，晚上等孩子睡着以后，敷到孩子两只脚的脚心上，第二天一觉醒来火就能去了大半。小孩子敷得少一些，食指指甲盖大小就可以了。

这个方子其实是个流传几百年的小验方，非常管用。吴茱萸温中下气，它入足太阴、少阴、厥阴三经，大家都知道，足太阴、少阴、厥阴三经都是从头到脚的，所以用吴茱萸敷脚心，可以引火下行，从而达到祛火的目的。

孩子多大会走路算正常？啥算不正常

一位妈妈问：我的女儿两岁了，平时走路总是"拖泥带水"的，有时候双侧膝盖还老碰到一块儿，感觉不稳当，像要摔倒似的。周围亲戚有人说是X形腿，有人说是肌无力，也有人说是缺微量元素。请问有哪些病会引起小

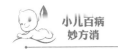
儿走路不稳，应当如何治疗？

多大会走路算正常　行走是婴儿运动能力发展的一个重要过程。一般来讲，婴儿 5 个月的时候，会像个"弹跳的皮球"。如果你抱着他站在你的大腿上，他会像一个皮球一样在你腿上跳上跳下。

到了 13 个月时，大约有 75% 的孩子便可以摇摇晃晃地独自前行。15 个月已经走得相当自由了，有的还会拉着心爱的玩具。也有些孩子直到 16 个月才能自己走路，这也在正常范围内，家长不用担心。

但是，如果有的小孩子在 18 个月以后还不能稳稳当当地走路，家长可要注意了。

双腿行走不稳　如果有的孩子走路时双腿都跌跌撞撞的，那可能是缺钙在作怪。此类儿童的鉴别也相对容易，因为他们除了走路不稳以外，一般还会伴有其他表现，如入睡困难、易惊醒、厌食、烦躁、说话晚、学步晚、出牙晚、易感冒等。

对此，家长切勿盲目补钙，最好先到医院进行微量元素检查，然后根据患儿的年龄、体重，在医生的指导下补充维生素 D 和钙剂。

单腿行走不稳　此类小朋友多为神经系统疾病所致，如病毒性脑炎、小儿脑瘫、格林巴利综合征等。例如，有的孩子在父母的搀扶下站立时双腿像棍子一样发直或像剪刀一样交叉，在运动方面表现出手脚运动不灵活，协调能力差，或者让人感觉到走路的姿势很别扭，这可能是小儿脑瘫所致，家长应及时带孩子到医院做康复治疗。

也有的孩子可能是由于浮趾所致。浮趾，通俗地讲就是脚趾不能接触地面，对于此类儿童，家长应给孩子买一双稍大一点的鞋子，还要多让孩子赤脚走路，这对于脚趾的发育非常重要。

发育畸形　由发育畸形引起的小儿走路不稳主要包括足内翻、足外翻以及膝内翻和膝外翻，也就是我们常说的内八字、外八字和 O 形腿、X 形腿。对于先天性的足内翻、足外翻，一般应及早治疗，越早恢复效果越好。

对于大部分患儿来讲，通过手法按摩和必要的控制措施，可以获得正常的形态和功能。对于 O 形腿和 X 形腿的儿童，家长不必过分担心，因为正常儿童的脚在两岁以内由于胎位姿势、尿布及体重平衡的问题，通常会偏向"O 形腿"。在 2 ~ 4 岁因受成长与姿势改变的影响，又会偏向"X 形腿"。到上小学的时候，约 90% 的儿童症状会逐渐消失。如果有的孩子到了 7 岁以后症状还没有消失，家长最好及时带孩子到医院进行矫正治疗。

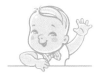

两三岁的孩子，四五岁的骨龄，骨龄比年龄大，为啥

骨龄和孩子的身高有着密切的关系，通过骨龄，可以初步预测孩子的最终身高。所以，骨龄对于孩子来讲非常重要。

那么，哪些孩子将来会长得高呢？其实，长得高跟跑得远是一个道理，同样的两个人，一个人身上扛着五十斤大米，另一个人轻装上阵，当然后者跑得快。

长高也是这样，同样是 9 岁的女孩子，一个就是 9 岁的骨龄，另外一个是 11 岁的骨龄，那肯定前者要长得高。那么，怎么样才能不让骨龄超过年龄呢？有一个很重要的方法就是控制孩子的体重。原因很简单，体重过重的话，孩子骨骼的负担就会过重，骨骼老得快，骨龄当然就比年龄大。

咱们看生活中干体力活儿的人为什么老得快？这是同一个道理。所以，要想让孩子长得高，一定要注意控制孩子的体重，不要让他长成小胖子、小胖墩儿！

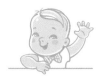

孩子的尿味特别骚，是怎么回事

有些家长会很奇怪，孩子尿的气味怎么那么呛鼻子！比如，孩子晚上睡

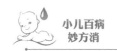
觉的时候，屋里会放一个小马桶，如果马桶盖不盖的话，尿味都能呛得人睡不着。河南中医药大学第一附属医院儿科马淑霞主任医师说，这可能常见于三种情况。

最常见的就是有内热、上火　小孩子内热大、上火的时候，尿量少，尿中尿素的浓度比较高，尿味就会特别刺鼻，这类孩子多伴有口渴、爱喝水、大便干等症状，这时候家长可以让孩子多喝点水，少吃高蛋白、高热量的食物，注意生活规律。多喝水很好理解，可以稀释尿液，尿素没那么浓了，尿骚味自然轻了。

家长也可以到药店去买点车前草，每天 10 克，泡水给孩子喝。车前草入肾经、膀胱经，有清热、解毒、利尿的作用，可以当茶让孩子喝一点。但是要注意，因为车前草性微寒，所以不要喝太长时间，喝上 2 ～ 4 天，感觉孩子内热消了即可。

也可能与吃的一些食物有关　有些食物中含有具特殊气味的挥发性小分子物质，由于是小分子，在消化吸收及体内分解代谢过程中不会分解破坏，这时候就会随着尿液排出体外。所以，有些孩子尿味特别骚可能与吃的一些食物有关，比如蒜苗及一些水果等。

如果孩子没有上火，家长要考虑是哪些食物造成的，可以改变一下饮食结构。

还要排除遗传代谢性疾病　还有一些孩子尿味骚可能跟遗传代谢性疾病有关，比如苯丙酮尿症。苯丙氨酸（PA）代谢途径中的酶缺陷，使得苯丙氨酸不能转变成为酪氨酸，导致苯丙氨酸及其酮酸蓄积，并从尿中大量排出，这时候尿味也会变骚。但是，遗传代谢性疾病的患儿大多同时伴有生长发育落后、智力发育迟缓等，这一点家长也比较容易鉴别。

 瞟两眼，孩子就能避免性早熟

有些病需要当父母的早发现，要不然真真就会影响孩子一辈子，比如性早熟，如果不及早发现，孩子可能一辈子就是个"小矮个儿"。

多懂点育儿知识好处无穷！

很多妈妈说，何老师，我看完你的文章以后，孩子生病还是要上医院。其实不是，首先，多了解一些疾病知识，孩子再生病了，你就不会那么慌张、盲目了。比如，孩子感冒了，你不会再给孩子随意用抗生素；孩子咳嗽了，你不会再给孩子用镇咳药；孩子发烧了，你会想，发烧对孩子的身体也不是坏事。

其次，了解一些疾病预防知识，你在不知不觉中就能让孩子受益。比如，看孩子手心热、舌苔白了，你想，哦，孩子食积了，给孩子断几天肉吧。病就这样消失于无形了。

对不？

今天要说的性早熟也是如此，咱们当家长的看一眼，记住了怎样早点发现性早熟，要不孩子就一辈子是个"矮个儿"。你说，这难道不重要吗？

我自己也是家长，我觉得育儿知识其实就像咱们楼道里的灭火器，平时看着就碍眼，关键时刻就是有用。

咱们就是孩子的灭火器，对不？

好了，说性早熟吧。现在性早熟已经逐渐成为影响孩子身高的重要因素，因为目前社会的食物、环境等都或多或少地存在着一些能促进性激素分泌的因子，孩子们性早熟的机会变多了。

在不少人的印象中，性早熟的孩子一般都比同龄孩子显得人高马大，因此错误地认为性早熟的孩子身高会比别人长得高。其实，性早熟儿童的高个子只是一种假象，是暂时的。性早熟会导致骨龄超前，影响孩子终生身高。

举个例子来说，假定童童和乐乐是一对同年同月同日生的孩子，而且两人身高也一样。童童9岁时出现性早熟，在9岁至10岁的一年时间里长了5厘米，而乐乐只长了2厘米，明显没童童长得高。但是10岁以后，童童每年只长1厘米，而乐乐依旧保持每年2厘米的生长速度。童童那先前多出了

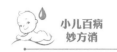
的 3 厘米身高，用不了几年就会被乐乐撵上。所以，最后长得高的还是乐乐。

人的骨头也是有年龄的，用完了就没有了。就像是存在银行里的存款，提前取出来挥霍光了，再想用就没有了。而例子中童童因早熟猛长的 5 厘米便是透支了自己的骨龄，这种行为就类似于拔苗助长。当性早熟的孩子停止生长时，正常发育的孩子却还在长。最终，还是正常发育的孩子长得比较高。孩子性早熟怕的不是性特征明显，而是怕性激素一高马上对骨骼有一个大的刺激，骨头就一个劲儿地长，可能第一年长了 7 厘米、8 厘米，可是骨龄却老了 3 年，拿 3 年的骨龄换一年的七八厘米，得不偿失。

早发现性早熟就能早解决！

性早熟这个因素，其实非常好控制，只要发现得早，不论中药也好，西药也好，只要稍微吃点药，就能马上抑制发育。所以，这部分家长要做的便是提早发现早熟特征。

女孩子性腺发育的第一表现是乳房，是从乳腺发育开始的，因为乳房对雌激素最为敏感，稍有刺激就有反应。乳房发育后才伴随着阴道分泌物的出现，阴唇的变化，最后才是月经。千万不要把月经当成性腺发育的第一表现，等到月经来的时候说明性发育已经持续一段时间了。男孩子则是阴茎、睾丸的变大，颜色加深，随后才出现喉结、腋毛的变化。

一般来说，女孩子 8 岁之前，男孩子 9 岁之前，只要见到性腺发育就属于早熟。所以，生活中父亲要担当起留意儿子性发育时间的责任，母亲要担当起观察闺女性发育时间的责任，发现苗头就及时扑灭。

3 岁孩子"小鸡鸡"上长个大疙瘩，"命根子"的哪些问题妈妈一定要注意

一位宝妈发了张图，孩子的"小鸡鸡"上鼓了一个大包，问是怎么回事。就这个问题我咨询了一下河南中医药大学第一附属医院男科的李俊涛博士，

不问不知道，一问，原来孩子"小鸡鸡"的问题还真不少。

孩子的包皮用不用翻过来清洗？

答案是不用！正常情况下，孩子经常洗澡，包皮也会比较干净，家长无需专门把孩子的包皮翻起来，露出龟头来清洗。由于对男性的生理构造不是特别了解，这点宝妈们一定要注意。男性由于青春期以后性器官发育，龟头才会半露在外面，所以不用在洗澡的时候刻意去清洗孩子的龟头。

孩子"小鸡鸡"出现这样的情况一定要注意！

有些孩子有包茎，包茎，顾名思义，就是龟头被包皮完全包裹，孩子的尿道口太小，尿尿的时候，尿液、尿垢这些脏东西就容易积存在包皮内，开头提到的这个孩子就是这样的情况。所以，有些小男孩儿会出现尿道口红肿，这时候家长可以用清水勤给孩子清洗。

也有一些孩子问题严重一些，就像开头提到的这位宝宝，包皮垢已经变硬，形成尿结石了，孩子尿尿的时候就会很疼。这时候家长可以带孩子到医院去做个小手术，把尿道口开大一点，孩子尿尿顺畅了，包皮里自然就不会存留尿垢了，也就不会形成炎症或结石了。

孩子说话不清楚是不是舌头短？
要不要剪舌系带

很多孩子说话的时候，有些音发不出来，比如会把"哥哥"发成"德德"，"姑姑"说成"呼呼"，有些家长觉得孩子还小，说话很"萌"，很好玩；但有些家长觉得身边别人家的孩子说话都清楚得很，自己的孩子会不会不正常？还有些家长会听家里老人说，这是孩子的舌头太短了，去剪一下舌系带就好了。

这些到底对不对？咱们一起来看看河南中医药大学第一附属医院儿科主任医师马丙祥怎么说。

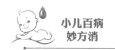
其一是发育迟缓　说话是语言发育能力，不同年龄阶段发育是不一样的。一般来说，五六个月的孩子咿呀学语；到了八个月左右就可以发叠音词了，比如会叫"爸爸""妈妈"等。到了一岁左右，就会有意识地叫"爸爸""妈妈"了。到了两岁的时候，就可以说句子了。

如果孩子说话晚，这其实就是大脑发育迟缓。当然，每个孩子不一样，存在着个体化的差异，但是如果差得太多，最好到医院去检查一下。

其二是构音障碍　这跟孩子的构音器官有关，比如，有些孩子就是舌系带比较紧，或者舌头伸不出口唇外，或者舌头的运动能力差，舌头不灵活，这时候说话肯定不清楚。当然，有些也与孩子患有鼻咽部疾病、口咽部吞咽问题等有关。

其三是环境因素　有些孩子说话不清楚跟家庭环境有关。比如，有的家庭，孩子的爷爷奶奶说家乡话，爸爸妈妈说普通话。甚至有的家庭更复杂，比如，爷爷奶奶老家是河南的，妈妈是广东的或者四川的，孩子有时候听河南话，有时候听广东话，有时候听四川话，有时候还听普通话，这就容易造成脑的协调功能紊乱，孩子就容易说话不清楚。

其四是脑损伤　咱们民间有句老话叫"贵人语迟"，有些孩子都几岁了还不会说话，跟个闷葫芦似的，有些家长会觉得孩子说话值钱，是贵人。千万不要这样想，最好及时到医院去看看，排除一下小儿脑损伤或者构音器官异常。

舌系带过紧怎么办　有些孩子舌系带比较紧，说话不清楚，这时候家长可以帮助孩子有意识地进行锻炼，比如让孩子尽量往外伸舌头。如果孩子明显舌系带过紧，比如舌头很钝，甚至裂个沟，呈"W"状，肯定影响孩子说话，这时候可以把舌系带剪一下，这是一个很小的门诊手术，家长也不用担心。

孩子突然说话结巴是怎么回事　有时候家长会发现，孩子怎么突然间说话结结巴巴的，这个也很常见，有的跟受惊吓有关，有的跟孩子好奇有关，孩子听到别人说话结巴，觉得好玩，会照着学。这时候家长不要刻意去纠正，也不要笑孩子，慢慢地他觉得不好玩了，自然就改过来了。

儿科生长发育专家郑宏博士：
孩子每 3 个月测量一次身高很重要

父母总是担心孩子长得慢、长得矮，那怎么判断呢？河南中医药大学第一附属医院儿科内分泌（生长发育）门诊的郑宏博士给宝妈宝爸们提供了一个方法，家长可以通过这个方法来判断孩子的身高情况。

父母可以在家中使用正确测量身高的方法，每 3 个月给孩子测量一次身高，按时间先后顺序做好记录。出现以下情况时，可初步判断孩子的生长出现了问题：

1. 2 周岁以后的孩子，每年生长速度小于 5 厘米　正常儿童的生长速率：出生时身高平均为 50 厘米，第一年平均增长 25 厘米，1 岁时达到 75 厘米，第二年平均增长 10 厘米，2 岁时达到 85 厘米。

如果 3 岁以下生长速度低于每年 7 厘米，3 岁至青春期生长速度低于每年 5 厘米，青春期低于每年 6 厘米，提示孩子的身高长得慢，需要查找原因。

2. 跟同性别、同年龄的孩子比个子比较矮　家长给孩子多次测量身高，发现孩子的身高跟同性别、同年龄的别的孩子相比，总是低于正常儿童身高第 3 百分位数。通俗地说，100 个正常孩子里，如果你们家孩子的身高老是倒数前 3 名，那肯定是有问题。

孩子长个儿慢的原因在哪儿　发现孩子个子长得慢，首先要找找是否存在营养、睡眠、运动等方面的问题，如果有，应加以纠正。还应该带孩子到医院内分泌（生长发育）专科进行检查，除外疾病等原因引起的生长速度减慢。

不要轻易相信增高广告，更不能随便服用增高类保健药物，以免误服含激素的营养品而影响最终的身高。家长千万不要抱着"晚长"的心态，错过孩子最佳的身高增长期，让孩子长高的梦想成为泡影。

千万要注意性早熟　此外，原来个子长得慢的小孩出现身高增长突然加速，比他自己原有的生长速度明显加快，要警惕孩子的性发育是否已启动。尤其是 9 岁以前的女孩，11 岁以前的男孩，出现生长加速，乳房、睾丸发育，

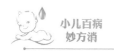
就很有可能是"性早熟",家长应尽快带孩子到医院就医,不要因为"早长"盲目乐观,最终导致个子矮的悲剧。

通过每 3 个月测量一次身高,就可以计算出身高的增长速度,可以及时发现生长加速或减速的情况。只有及时解除影响孩子长个儿的因素,才能使孩子健康成长,最终达到理想的成年身高。

为什么很多孩子会"十喊九不应"? 孩子发呆、愣神是病吗

咱们民间有个专门说孩子的词,叫"十喊九不应"。好多家长也发现,有时候叫孩子好半天,他都不应声。还有些家长发现,孩子经常发呆、愣神,到底有没有问题呢?关于这个问题,河南省著名的小儿脑病、生长发育专家马丙祥教授给出了答案,大家可以看看。

马主任先举了个他在门诊碰到的例子:4 岁的小杭杭吃饭的时候,手里拿着勺子舀了一勺菜,快送到嘴边的时候突然愣神了,停了大约 3 秒钟,又接着吃。杭杭爸爸看到以后,训斥他说:"你这孩子,吃饭都不操心,分心走神。"

偶尔愣神是正常的 孩子处于正常的生长发育过程中,偶尔出现愣神发作,但是没有其他的异常表现,这是一种正常现象,可能与生长发育过程中某一年龄段出现的特定行为习惯有关。所以,家长不用担心。但是,还有些孩子愣神跟以下两种情况有关,家长就需要注意了。

1. 注意力缺陷多动 有些孩子出现发呆、愣神,其实跟注意力不集中有关,这在医学上叫"注意力缺陷多动",它实际上是一种多动症。这类孩子,常常会在做一件事的时候,突然就去想别的事了。比如说,正在上课,突然就去想自己的哪个玩具啦、新衣服啦什么的,这时候就会出现几秒钟的愣神。

它其实就是注意力不集中、走神造成的。当然,这类孩子大多还会伴有多动症的一些表现,比如小动作多、经常摸这摸那不安生、丢三落四、坐不

住等等。

2.失神性癫痫　还有一些孩子爱愣神、发呆，其实是一种失神性癫痫，也就是说，孩子突然出现了意识的丧失，大脑一片空白，并且发作得比较频繁，就好像看电影的时候，镜头突然卡住了，定格在某个镜头上一样，这时候当然会出现愣神、发呆。

这类孩子，可以通过脑电图监测来排除一下癫痫的可能。通过过度换气来诱发癫痫发作，如果孩子有癫痫，在过度换气过程中会突然出现面部无表情的表现，但是过一会儿就恢复过来了，这可判断为失神性癫痫。

为什么家长一定不能忘记经常看一看孩子的后背

12岁女孩丹丹前不久换衣服时，妈妈发现女儿肩膀一高一低，肩胛骨也是一侧凸出很多。她让女儿站直，还是这个样子。她让丹丹脱掉上衣，一看，孩子的脊柱居然弯成了一个弧形。妈妈赶忙带着丹丹来到河南中医药大学第一附属医院儿科儿童脑病诊疗康复中心门诊就诊，X线检查发现丹丹的脊柱呈"S"形，侧弯25°，医生告诉妈妈，孩子是典型的特发性脊柱侧弯。

专家指出，脊柱侧弯是一种最常见的脊柱畸形，是指一个或数个脊柱节段向侧方弯曲，持久地偏离身体中线，使脊柱向侧方凸出弧形或呈"S"形为主要表现的疾病。这种病幼年及少年多发，女性多于男性。来自北京地区的统计资料显示，脊柱侧弯畸形在青少年中的发病率已达到1.06%，其中85%以上是原因不明的特发性脊柱侧弯，男女发病比例为1:8。

本病多发于10～16岁的青少年群体，特别是月经初潮前后的女性，随着生长发育的加快，脊柱侧弯也明显加重。脊柱侧弯可使肋骨和胸廓变形，两侧不对称，严重影响心肺功能。甚至造成瘫痪及死亡，严重危害青少年的身体和心理健康。青少年特发性脊柱侧弯应早发现，早治疗。治疗和阻止脊柱侧弯的进一步进展，有非常重要的意义。

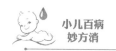
越早发现脊柱侧弯，治疗起来就越简单，因此，家长要经常观察孩子的背部有无异常，尤其是处于青春期的孩子：父母平时可让孩子对着镜子观察肩膀是否一样高；脊柱是否呈一条直线；胸廓是否对称；腰部是否一侧有皱褶；两脚并拢，双腿直立，双手并拢弯腰，背部是否一侧局部有隆起；走路是否有明显的"长短腿"；女孩在穿裙子时是否有两侧裙摆不对称的现象。

对于脊柱侧弯，家长非常关心应如何治疗。专家指出，传统治疗方法主要有三种，定期观察、支具治疗、手术治疗。如果脊柱侧弯角度小于45°，可以采取保守治疗；如果大于45°或者每年增加5°以上，就需要手术矫正了。而保守治疗主要包括以下三种：

小于20°的脊柱侧弯为轻度，可通过康复治疗调整脊柱生物力学失衡，提高平衡功能，增强肌力，可有效康复。

脊柱侧弯20°～35°为中度，康复治疗与支具配合，可有效控制弧度的进展及畸形的发展。

脊柱侧弯大于40°的时候就是重度了，康复治疗可有效预防脊柱僵硬，改善身体的灵活性和柔韧性；提高肌肉活性，防止肌肉萎缩；改善心、肺功能，减少手术率，提高手术效果。

尿床的孩子，晚上哪些能吃哪些不能吃

小儿尿床，会影响到孩子的学习、生长发育、心理　家长们千万别小看尿床，尿床对孩子的危害非常大。比如：

1. 对心理健康的危害。孩子会产生自卑、内疚、恐惧、胆小、焦虑、神经质等心理，上学的时候容易注意力不集中、学习成绩下降、烦躁不安等。

2. 对生殖系统的危害。小儿尿床不治，孩子将来长大了，有可能会出现男子阳痿、早泄、少精、无精、死精，女子头发干枯、月经不调、痛经、白带清稀、不孕等。

3. 对生长发育的危害。爱尿床的孩子大多会伴有食欲不振，吸收能力差，形体消瘦，发育迟缓，身材矮小，体弱多病等情况。

4. 对神经系统的危害。小儿尿床与神经系统发育有关，这类孩子大多晚上睡眠昏沉、多梦咬牙、烦躁不安、情绪不稳。

吃啥不吃啥，家长要注意　家长要特别注意，过量的牛奶、巧克力、柑橘等食物会引起膀胱壁膨胀，容量减少，使平滑肌粗糙，产生痉挛，这些食物要少吃。临床上发现，很多孩子停用这些食物后，遗尿也就消失了。

要多吃些温补固涩的食物，如糯米、鸡内金、鱼鳔、山药、莲子、韭菜、黑芝麻、桂圆、乌梅等。肝胆火旺的孩子宜食清补食物，如粳米、薏米、豆腐、银耳、绿豆、赤豆、鸭肉等。

没啥食疗方，上面的食材轮换着给孩子吃就可以了。

生活中五点注意事项　河南中医药大学第一附属医院姚献花大夫说，生活中家长一定要注意以下五点：

1. 按时睡眠。家长要适当控制孩子的活动，尤其白天不能玩得太累，避免夜间睡眠太深喊叫不醒；睡前让孩子将尿排净，睡觉时让孩子取侧卧位；内裤要宽松，被褥不宜太厚，被子不要裹得太紧；家长要在天快亮时喊孩子起夜一次。

2. 配合治疗。

3. 晚餐宜吃干饭，以减少水分摄入。

4. 动物性食物宜吃猪腰、猪肝和肉等。

5. 孩子晚上服药要在睡前 2 小时以上。

 小孩子挤眉弄眼、吸鼻、清嗓子，这些到底是"怪毛病"，还是抽动症

很多家长发现，自己的孩子有频繁的小动作，如挤眼、挑眉、吸鼻、咧

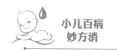
嘴、耸肩、踢腿、鼓肚子、清嗓子、发声等"怪毛病"，学校老师也经常反映孩子注意力不集中、多动、小动作频繁，学习成绩都下降了，有时孩子因为频繁的挤眉弄眼还会受到同学嘲笑。来，看看下面两大认知误区：

误区一：挤眉弄眼是坏毛病，批评纠正就能改善 很多家长都认为，孩子出现这些症状是跟别人学来的坏毛病，一旦发现，就狠狠地批评孩子，却发现这些症状不但没有消失，反而此起彼伏地出现。有些家长甚至看到孩子表现出这些症状，马上就是一顿"胖揍"，但是没用，孩子还是忍不住。比如孩子挤眉眨眼，很多家长一开始就是批评、打骂，不能阻止孩子，才带孩子去眼科求医，多次治疗仍效果不好。别不爱听啊，亲，这其实就有可能是抽动症啊。

这时候千万别怪孩子，真的，我有一次跟专家坐诊，就见到一个孩子不停地清嗓子，孩子他爸上去就是一巴掌，吼道："你不能忍一下？"哎呀，孩子想哭都不敢哭，真是可怜。

误区二：抽动症不是啥大病，随着年龄的增长可以自行痊愈，不用治疗 患抽动症的孩子除了上面描述的怪异表现外，大多还合并有其他行为，比如多动、注意力不集中、小动作多、性格冲动易怒、学习困难、强迫症等，家长们请注意啊，尤其是症状明显的孩子还可能因为他人的嘲笑和自卑产生更多的社交和情绪障碍。很多家长觉得，随着年龄增长，抽动症状会自然消失。事实上仅有小部分很轻的抽动症患儿可自愈，多数患儿的症状可延续至成年。如果不治疗，孩子很可能会终生携带这些症状，严重影响孩子的自尊心，不知道大家是否留意到有很多成年人有挤眼、耸肩、甩头、喉中吭吭的习惯，这就是小时候抽动症没治好遗留下来的啊，兄弟姐妹们，可千万要注意啊！

孩子得了多发性抽动症怎么办 现在西医多采用氟哌啶醇、泰必利等药物治疗，虽有一定疗效，但服药过程中及停药后易复发，副作用明显，远期疗效不太理想。相较而言，口服中药治疗多发性抽动症，通过辨虚实、辨脏腑等方法辨证治疗，不但能有效控制各种抽动症状，而且副作用少，还能全面调节儿童体质，具有西药不可比拟的优势。在临床上小儿多发性抽动症一般分为五个证型：

1. 孩子以经常眨眼、搧鼻、清嗓、噘嘴、摇头等头面、咽喉部抽动症状为主，伴经常鼻塞、流涕、喷嚏、咽痒、眼睛发痒或揉眼睛，有过敏性鼻炎、哮喘或反复呼吸道感染病史的，属于风邪犯肺型。

2. 孩子经常挤眉眨眼、摇头、耸肩、踢腿等，抽动频繁有力，发声声音高亢，多动难静，脾气急躁，面红耳赤者，多属于肝亢风动型。

3. 孩子抽动动作无力，伴或不伴喉中"吭吭"、清嗓子等，面黄肌瘦，食欲差，为脾虚肝亢型。

4. 如果孩子喉中发"吭吭"、怪叫、秽语突出，伴有摇头、耸肩、踢腿等，动作有力，多动冲动，烦躁易怒，入睡困难，大便干，多属于痰火扰心型。

5. 如果孩子抽动时发时止，反复难愈，伴注意力不集中，睡眠中汗多，手足心热，为水不涵木型。

当然啦，不论哪种证型，都需严格辨证论治，家长不可随意用药，一定要到正规医院就诊。

哪些因素可能加重抽动症状 治疗抽动症，家长的配合起到了很重要的作用，如果家长护理不当，孩子受凉得了感冒、咳嗽、扁桃体炎、肺炎等疾病，就有可能造成病情反复或加重。

平时如果家长总是指责、打骂孩子，孩子经常处于紧张、焦虑、情绪低落、惊吓状态，症状会变得尤为明显。

给孩子营造一个轻松愉快的生活、学习环境，对于孩子的早日康复很重要。

另外，需要家长特别注意的是，培养孩子良好的生活习惯，不能让孩子过度兴奋、过度疲劳，避免长时间看电视、看电脑，玩手机、ipad、游戏机等，长时间玩这些电子产品不仅会影响孩子的视力，还会诱发、加重孩子的挤眼、翻眼、甩头、耸肩等抽动症状。

吃也很重要，现在家庭条件好，独生子女居多，平时对孩子比较溺爱，

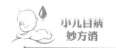
孩子想吃什么就给买什么，却不知道很多疾病的发生与加重都与不良饮食习惯有关。那具体什么不能吃呢？

1. 不吃含有过多防腐剂、添加剂、人工色素、调味剂等的食品，例如方便面、火腿肠、饮料（包括乳饮料）、冰激凌，以及其他小零食等。

2. 不宜吃麻辣、煎炸类食品，如涮羊肉、烤鸡腿、烤羊肉串、汉堡、炸薯条、油条等。

3. 不宜喝可乐、咖啡、茶等兴奋性饮品。

4. 少吃生冷食物。抽动症患儿的饮食以天然饮食为主，新鲜蔬菜水果、五谷杂粮、鱼肉蛋奶等荤素搭配、平衡营养，另外，还要注意烹饪应以清淡蒸煮为主，少油炸红烧，尽量少放鸡精、味精等各种调料。

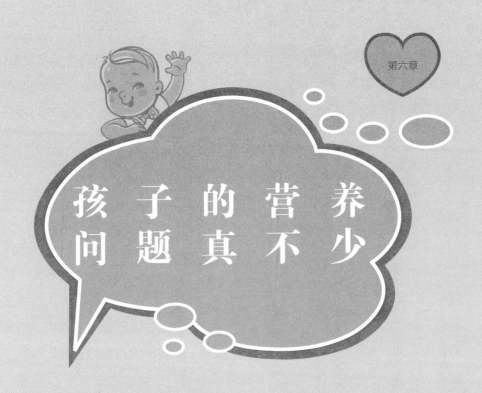

第六章

孩 子 的 营 养
问 题 真 不 少

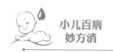

你的孩子瘦瘦的，还不好好吃饭，看看是不是它造成的

上周五，老家一个亲戚给何老师打电话，说他3岁的女儿身体非常瘦，最近还不好好吃饭，有时候还抠屁股，想带着孩子来郑州看看。我当时感觉孩子可能肚子里有虫了，就让他去药店给孩子买点打虫药吃。反正吃打虫药又没什么坏处，如果没有虫，过完周末来看也不迟。昨天晚上亲戚给我打电话，说果真在孩子的粪便里发现了像线条一样的细小死虫。

亲戚夸我现在都成"半个大夫"了，其实何老师连边儿也不沾。只不过我儿子以前也碰到过类似的问题，大夫就是这样跟我说的。

过去，肠道寄生虫非常猖獗，几乎没有谁家孩子不闹肚子的，吃打虫药也成为很多孩子的童年记忆。何老师小时候就印象深刻，那种打虫药像小陀螺似的，又很甜，都舍不得吃啊。可是现在卫生条件改善了，很多人觉得肠道寄生虫已经绝迹了，其实这大错特错，只要我们生活在自然环境内，肠道寄生虫就会一直存在，无非虫子多少的变化。我有一次跟我们医院儿科的任献青大夫聊天，他说，他曾在门诊给4个怀疑有寄生虫的孩子开了驱虫药，结果4个孩子服用后大便均排出蛔虫，最多的一个孩子排出几十条。

任献青大夫说，确定孩子是否感染了寄生虫，并不是一件容易的事，除非看到孩子大便排出寄生虫或大便检查出虫卵。目前医院多采用显微镜下检查粪便的办法，但对于家长来说，可以多留意一些症状。

肠道寄生虫既然是寄生在人的肠道里边，自然首先要影响到消化系统。所以说，肚子里有虫的孩子们的共同症状：消瘦，挑食，经常肚子痛，痛得不严重，以脐周为主。脸上有圆形白斑点，有的孩子白眼球上有紫蓝色小斑点，有的孩子因肛门瘙痒经常挠屁股。严重感染的小儿可出现营养不良，发育迟钝，智商低下，皮肤瘙痒，磨牙或惊厥等表现。

对于高度怀疑感染寄生虫的孩子，家长可直接采用肠虫清、左旋咪唑类驱虫药配合中药治疗。肠虫清一般采用一次口服的办法，口服后 95% 不吸收，24 小时内由粪便排出，不易在体内蓄积，没有明显副作用，很适合孩子服用，但小于两岁的孩子禁用。左旋咪唑类一般采用每晚睡觉前服用、连用 3 天的办法。不过，肠道驱虫药对成虫效果好，但对虫卵、幼虫的消灭不彻底，所以要等 3 个月或半年后再服一次药，等那些"漏网之虫"发育为成虫后再进行一次捕杀。

感染肠道寄生虫病，归根结底还是卫生的问题，家长要积极培养孩子养成饭前便后洗手的习惯，要勤剪指甲，注意饮食卫生等。

看看国家三级营养师怎么教我们给孩子补铁

缺铁，孩子的抵抗力就差，就容易生病　一些家长该说了，铁是啥，不就是金属吗？也有一些家长说，我家一直用铁锅，孩子不会缺铁的。答案真是五花八门。

从医学角度来说，铁是组成血红蛋白和肌红蛋白的重要成分，和红细胞的形成和成熟有关，在骨髓造血过程中起重要作用，并且与免疫功能关系密切。用大白话来说就是：缺了铁，你的红细胞生成就少，你的骨髓造血功能就不好，你就易生病，抵抗力差，身体不棒！

孩子缺不缺铁，下面有标准　那家长该问了，我怎么知道孩子缺不缺铁，贫血不贫血？现在教大家一些简单的方法给孩子测试一下。小孩容易烦躁，对周围不感兴趣，口唇指甲发白，异食癖，面色苍白，注意力不集中，头晕，食欲减退，口腔炎，冬天怕冷，四肢冰冷，易感冒，身体发育不良，体力下降，注意力不集中，学习能力下降。

如果大部分都符合且情况严重，建议去医院做一个微量元素的检查，再

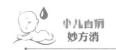
配合医生的诊断。在日常生活中，家长应防患于未然，给孩子多吃些含铁较多的食物。如果真的缺铁严重，应该在医生指导下用补铁制剂，因为铁如果过量的话可导致中毒，严重的话可导致消化道出血，造成肝损伤。

吃这些食物，悄悄就把铁补了　下面给大家讲讲如何在生活中补充铁吧。蔬菜类含铁量高的有西红柿、油菜、芹菜等，水果类有杏、桃、李子、橘子、大枣。动物性食物中含铁量最高的是猪肝，其次为猪肾、鱼、瘦猪肉、牛肉、羊肉等。植物性食物中，以大豆的含量为最高。其他食物中，黑木耳含铁量也相当高，海带、紫菜、香菇等含铁也不少。人乳与牛乳中含铁量都很低。食物中含铁量与铁的吸收率并不一定成正比，动物性食物中的铁较易吸收，植物性食物中的铁吸收较差。平时还要多吃水果蔬菜，因为它们含有很多维生素 C，对铁的吸收有很大帮助。

给大家推荐几道经典的补铁美味吧：瘦肉丝炒芹菜，西红柿炒牛肉，羊肉焖黄豆放上几节山药，猪肝炒菠菜，紫菜汤，小鸡蘑菇汤。具体咋做，何老师就不多写了，一则妈妈们都是高手；二则，何老师也不会做，妈妈们可以上网搜索。

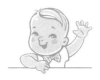

舌尖上的"钙片"——小儿补钙

补钙不补维生素 D，那是白忙活　家长都希望孩子长得高，长得壮，钙在生长发育方面有自己独特的作用，人体 99% 的钙都集中在骨骼和牙齿中。钙是构成骨骼和牙齿的重要物质，又能维持肌肉、神经的正常活动。

如果咱们血清中的钙含量过低，肌肉、神经会过于兴奋，造成手足抽搐。另外，钙还参与凝血过程，缺钙的情况下伤口愈合能力就不好。更有科学家研究发现，充足的钙可以促进睡眠。

既然讲到钙，就不能不讲维生素 D，维生素 D 的作用主要是促进钙的吸收，要不医生怎么都让您补钙的同时要补维生素 D 啊，这是绝配，吃的钙再多，不吸收也没用，维生素 D 来帮忙，它俩一唱一和，谁也离不开谁。

对照这些症状，看看孩子缺不缺钙 现在说说缺钙和缺维生素 D 在日常生活中的表现。先说说孩子吧，大家比较关心：多汗，特别是刚睡着的时候多汗，并且和季节没有关系；夜惊，夜间容易忽然醒来哭闹；烦躁，小孩容易烦躁，易激惹，脾气大；发育不良，容易得肠胃病，神情呆滞，条件反射缓慢，学会走路的时间会比别的孩子晚，头发容易形成枕秃，胸部可能出现鸡胸，腿容易出现"O 形腿"或者"X 形腿"。所以，如果孩子一岁半还不会走路，建议赶紧去医院检查一下，以免对未来造成重大的影响。

成年人缺钙的症状是骨骼变形，易骨折，严重的情况下会出现肌无力。

盲目补钙，后果很严重 虽然钙如此重要，但是如果需要补钙、吃钙片，建议还是咨询一下医生，因为盲目补钙的后果很严重，钙过量会干扰其他矿物质的吸收，比如铁和锌。钙过量会增加肾结石的危险，发生高钙血症、肾功能衰竭、昏迷、碱中毒。所以，什么事都不可以太过，要不然，就容易"起了个大早，赶了个晚集"。

舌尖上的钙片 讲了这么多，讲讲如何给孩子补钙吧。

第一首推晒太阳，因为阳光可以促进人体合成维生素 D，促进钙的吸收。提醒一下大家，这大热天，可别大中午去晒太阳，钙补上没补上且不说，中暑的概率可就大了，早上或者下午五点以后凉快了再晒吧。冬天晒太阳的最好时间是上午九点到十一点左右。还有最重要的一点，那就是冬天晒太阳绝对不可以隔着玻璃，那样一点用也没有，紫外线全部被挡住了。

第二当然是食疗啦。含钙高的食物有奶类、豆类、坚果类、小鱼、小虾、紫菜、黑木耳、蘑菇、芝麻酱、洋葱、芹菜、发菜、枣等。千万要注意，配上点含维生素 D 较多的食物，比如动物肝脏、鸡蛋等。

推荐几道小菜吧：虾米冬瓜，紫菜蛋花汤，黄豆拌芹菜，茄子烧木耳，虾仁蘑菇饺子，松仁玉米，猪肝烧青菜。现在正是夏季，凉菜放点芝麻酱做调味，那是相当不错。

孩子从出生到青春期，啥时候都不能"缺锌"

一说到锌，很多妈妈会想起那句经典的广告词：孩子不吃饭，补锌是关键！其实，这只是锌的一小部分功能。

看看锌的五大作用

1. 锌是构成唾液蛋白的重要组成部分，唾液分泌失常，吃东西也没味了，味觉也失常了，所以小孩不爱吃饭了。

2. 锌能催化近百种酶的合成，缺少锌，各种酶被激活的能力也差了，人体很多功能会失常。

3. 缺锌导致第二性征出现晚。男孩在 11 ～ 13 岁，女孩在 9 ～ 11 岁时，身高、体重，还有第二性征都会有突飞猛进的发展，如果在这个阶段，孩子的第二性征发育不明显，各位家长一定要提高警惕，防患于未然，看看孩子是不是缺锌，这个后果还是相当严重的，有研究表明，这时候缺锌会导致侏儒症。

4. 锌能加速细胞生长，增强创伤组织再生能力。大家都知道，肌肤细胞的新陈代谢周期是 28 天，锌能加速细胞的生长，对皮肤病的作用还是相当大的，还能美容。

5. 锌能增强抵抗力，调节免疫因子的分泌。免疫因子增多，抗病能力就强，孩子就不生病啦！

缺锌的后果很严重 给大家说说缺锌有哪些症状吧，初期轻症为面色苍白，有贫血样面容，皮肤干燥，口角溃烂，经常口腔溃疡，舌面光滑发红，不爱吃饭，味觉失常；严重点就生长落后，发育不良，皮炎，反复感染，食欲下降，异食癖，免疫功能差，反复腹泻；更严重的可见精神萎靡，嗜睡，甚至小脑功能受损。看来缺锌的后果很严重啊！

补微量元素，最好都放在饭后 大家要注意看啊，现在市面上有各种保健品宣传，又是钙锌同补，又是钙铁锌硒一个也不能少，其实不科学。人的身体就是一个整体，各种元素需要多少都是有规章制度的，而且量也相差甚远，而有时很多微量元素的吸收又相互影响，所以最好缺什么补什么，单补为好。如果检查结果又缺钙又缺锌，也要把时间分开，早饭后补锌，晚饭后补钙。注意，这些微量元素补充剂都是要饭后吃，一是吸收好，二是这种补充剂很多都有胃肠道刺激，饭后吃可以避免。

<u>多吃这些食物，慢慢地就把锌补上去了</u>　食疗最大的好处就是不会刺激到肠胃，很多家长知道，牡蛎中锌含量较高，但是需要提醒的是，此物也是一味中药，性凉，有治疗盗汗、遗精、胃酸过多的功效，但不容易消化，所以孩子吃的时候家长要注意。另外，还有鱿鱼、贝类、动物肝脏、瘦肉、蛋、粗粮、核桃、松子、花生等。

需要提醒大家一句，维生素 D 会促进锌的吸收，大家给孩子补锌的时候可以增加些含维生素 D 的食物，像动物肝脏、鱼肝油之类的。

微量元素其实不用专门补，注意食疗，慢慢就补上去了。

孩子经常玩手机、电脑伤眼睛，应该多吃点啥

如今，手机、ipad、电脑，孩子都离不开。家长们担心，孩子盯着那个小屏幕时间久了，近视了可怎么办？

很多家长的做法是，家里没电视，手机游戏全删，所有电子产品都不让玩。其实，这种做法也不可取，毕竟电视之类的电子产品也是孩子获取知识的一个重要来源。

也就是说，尽量少让孩子玩手机、看电视，是最好的做法。怎么样才能不伤眼睛呢？那就给孩子的餐桌上多加一些胡萝卜、西红柿、韭菜、南瓜之类的食物吧！原因很简单，这些食物含有丰富的维生素 A，而维生素 A 对眼睛的保护能力不容小视。如果缺乏维生素 A 的话，眼睛就会发干、畏光、流泪，眼的光感适应能力就会变差，时间久了不就近视了吗？

当然，多吃这些食物还有一个好处，那就是让孩子长高！有很多家长爱问，

我家孩子为什么没别人家的高啊？孩子为啥不长个儿啊？家长们注意了，很可能是缺少维生素A！因为维生素A可以维持骨骼正常生长发育，维护骨细胞间的平衡，缺乏时就会出现骨骼发育迟缓。还有一些家长反映孩子牙不好，那也是由于缺少维生素A导致的儿童牙齿发育不良，牙齿表面可出现裂纹，容易发生龋齿。

除了上面提到的，其实还有很多食物也富含维生素A。动物类的有鱼肝油、动物肝脏、奶、蛋黄、蟹、河蚌之类的；蔬菜类的有胡萝卜、白薯叶、豆角、豌豆苗、西红柿、油菜、西兰花、洋葱、韭菜、甜椒、南瓜、菠菜等；水果之类的有杏、香蕉、柿子等。

 ## 添辅食的时候孩子老生病，爸妈错在哪儿

孩子一出生，爸妈就把注意力全部投入到孩子身上，孩子的吃、穿、用，那都是头等大事。很多孩子半岁以前还都是健健康康、白白胖胖的，但是到了半岁以后，差异就出现了，有的孩子像小树般茁壮成长，一天一个样，有的孩子却从半岁开始爱生病、反复生病！妈妈会问了，这是为什么呢？健康去哪了？错在哪儿啊？

既然妈妈这么问，我就反问妈妈几个问题吧。

母乳喂养好，妈妈知道好在哪里吗　因为母乳里含有任何乳品中都无可替代的免疫活性物质。其中有免疫球蛋白、乳铁蛋白、生长因子等，是任何奶粉都无法比拟和替代的。

妈妈及时给孩子增加辅食了吗　营养良好的乳母每日平均泌乳量为700～800mL，可以满足6个月以内婴儿的营养需要，但6个月以后，孩子大了，有些依然以母乳为主，妈妈没有及时添加辅食，所以营养跟不上了。

添加辅食的时候，妈妈把握好时机了吗　一般都建议孩子4～6个月添加辅食，但到底什么时间添加最合适？因为个体差异，有的孩子发育得早些，好些，可以4个月就添加；有些孩子天生消化不太好，就6个月吧。妈妈们

可以观察孩子的情况进行添加。如果孩子体重已经达到出生时候的两倍，孩子可以自己坐起来了，孩子一天之内可以吃 1000mL 奶，月龄已达到 6 个月，符合上面情况之一的，都意味着可以添加辅食了。

添加辅食的时候，妈妈操之过急了吗　比如，买来米粉，是不是就按照说明书，一次五六勺冲给孩子喝了？

这样可不行，孩子从吃母乳往辅食上过渡，要逐渐适应，有些孩子肠胃不好，甚至有些天生就对米粉类的过敏，你这么一上来，冒冒失失地给孩子一喝，说不定第二天就不舒服了。所以妈妈们要试着给孩子先用一两勺的量，观察孩子两三天，如果没有什么异样，每天多增加点，等 5 ～ 7 天后，再开始放心地按推荐量吃吧。

宝宝应该吃什么，妈妈搞明白了么　现在是信息时代，在添加辅食之前，估计妈妈们都已经翻阅了很多资料，明白了孩子四个月应该吃啥，六个月应该吃啥。但是这都是照本念经，要根据孩子的情况来添加。很多资料都说孩子四个月就可以吃蛋黄了，但对于消化功能不好的孩子还真不行，特别是有的妈妈一开始就弄一个鸡蛋黄给孩子吃，第二天就发烧了，这就是食积了，如果不注意，孩子这么不断食积，肠胃功能就会慢慢变差了。妈妈要注意孩子第一次吃过一种辅食后，舌苔和大便有什么变化，最好是先让孩子吃上那么两口，三五天以后没什么异常，再给孩子吃。

辅食添加的量，妈妈掌握了吗　由于孩子本来就是吃着母乳或者喝着奶粉的，虽然 4 ～ 6 个月应该添加辅食了，但是孩子是一天一天长大的，应该先从少量增加，不可一概而论，本着"三餐两点"的增加方式，两餐之间加一餐，先少量增加，观察孩子吃过后多久才饿，逐渐摸索出孩子的食量和时间。

添加辅食的种类顺序，妈妈明白吗　孩子脾胃娇嫩，胃肠功能还没有完全发育好，妈妈应该先给孩子添加米、面之类的辅食，然后是蔬菜、水果之类的辅食，最后才是肉蛋奶之类的辅食（酸奶一般建议一岁后才可以喝）。让孩子逐渐适应，慢慢开始吃各种食物。

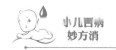
<u>做辅食的方法，妈妈掌握了吗</u>　蔬菜之类的，做成泥。蛋类的，先吃蛋黄，再做成鸡蛋羹，适应后再吃煮鸡蛋，以后做点鸡蛋煎饼也不错。鱼肉类，可以吃些肉末，孩子大些可以做成饺子、包子类，多加入蔬菜类（因为蔬菜类含大量的膳食纤维，可以加快肉类的消化时间，以防食积）。

让孩子尽量多吃面食、蔬菜、水果，少吃肉。做到三餐两点，都要让孩子在固定的时间、固定的环境吃饭，养成不挑食、定时定量的好习惯，6～24个月，是孩子人生的第一个黄金转折点，这18个月，孩子的身高会增长22厘米以上，体重会增长到出生时的4倍，会萌出18颗以上的乳牙，而且还要经历断奶这一重要的饮食改变，能够正确、精心地添加好辅食，对孩子牙齿的萌出、身高体重的增长，会有极大的帮助。

孩子的消化系统要到七岁后才能真正地发育完全，建议在孩子七岁之前，妈妈们尽量给孩子单独做饭，尽量做得软、烂，容易消化。最后，祝愿孩子们都有一个好的饮食生活习惯、好的肠胃。

孩子瘦、不肯吃饭、爱生病，很有可能是身体里缺了它

孩子的脾胃病是妈妈讨论最多的话题，一种是孩子吃撑了还不自知，动不动就食积；还有一种孩子更加愁人，就是什么都不肯吃，妈妈跑前跑后，想出各种办法，做出各种花样，编出各种故事，孩子就是不肯尝一口。这是为什么？来看一个真实的故事！

<u>一顿只吃两三口，妈妈追着都不肯吃饭</u>　有位妈妈说，自己的女儿和别人不一样，一直不肯吃饭，一餐只吃一两口，整天追着赶着都不肯吃，瘦得像"小豆芽"一样，个子也不高。带着孩子到各大医院看，吃了很多调理脾胃的药，也做了推拿，孩子的口臭、流口水等都治好了，可就是不肯吃饭，把全家人都愁得不行。就让我指点一下，这孩子到底怎么了？

原来是缺乏维生素了　　当时我仔细听了妈妈的诉说，听她讲吃的药、做的推拿，也很正确啊，为什么孩子就是不肯吃饭呢？哪里出了问题呢？最后我发现，孩子以前吃东西也行，就是生了两次病以后消化差了，不肯吃饭了，营养越来越跟不上，越来越不想吃了。

我当时给她推荐了维生素 B_1、维生素 B_2，还有一款氨基酸。估计当时妈妈也是半信半疑的，我们的情况这么严重，只给提供了两款维生素吗？但信任使她坚持了，第二天就买来了维生素 B_1、维生素 B_2，还有一款氨基酸。

孩子开始吃饭了　　第三天，这位妈妈又给我留言："老师，吃了你说的这两款维生素后，我感觉第二天她就多吃了几口饭，是不是我的心理作用啊？"

我安慰她说，就算是心理作用，也要坚持吃。她说道：这样我就看到希望了。

到了第六天晚上，这位妈妈又给我留言，开心得无法比拟："老师，你知道吗，今天中午，我女儿居然主动向我要吃的了，而且吃得也不少，这可真是神奇啊，我像中了彩票一样开心。"

看看，这就是妈妈，只要孩子健康，真的比啥都高兴。

维生素真的有那么大的威力吗　　说到这儿，大家都会感觉到不可思议，一个维生素，真有这么大的威力么？真的，如果你家孩子是因为缺少这两种维生素引起的不想吃饭，那它可是比太上老君的仙丹还要灵的。现在不得不正式说说维生素 B_1 和维生素 B_2，对于孩子消化不好，可真是必不可少的帮手。

先说说维生素 B_1，它可以维持体内正常代谢，促进胃肠蠕动。缺少维生素 B_1 会引起胃肠蠕动缓慢，腺体分泌减少，烦躁不安，易激动，食欲减退，胃肠功能紊乱。所以，维生素 B_1 缺乏了，孩子就会食欲减退，不想吃饭。

我们吃的食物太精细了　　维生素 B_1 广泛存在于葵瓜子、花生、大豆类的食物中，谷类食物中含量也很多，像小麦、大米、玉米、小米等。大家一定又要问啦，这谷类食物，我哪天不吃哎，怎么会缺少维生素 B_1 哩？问得好啊，谷类食物中维生素 B_1 含量确实很多，但都存在于比较外层的糊粉层（比

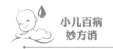
如小麦糊粉层是小麦籽粒皮层的最内层，位于小麦籽粒种皮和胚乳之间。小麦中高营养价值的生理活性成分就集中在糊粉层中，是小麦中的精华所在），现在的谷类加工过于细了，都是精米白面，那麦子加工上几次，很多维生素 B_1 都大量流失了。再加上现在生活条件好了，肉都被当成主食了，这也是导致维生素 B_1 缺乏的一个重要原因。建议大家平时不要吃过于精细的谷物，多吃点全麦类的，以免造成过多的维生素 B_1 的流失。如果你有以下的生活习惯，也会造成维生素 B_1 的大量流失，比如淘米次数超过三次，煮米粥把米汤弃去，做饭爱放碱等。

维生素 B_2 又是什么玩意儿 再说说维生素 B_2，它参与细胞的正常生长，参与氨基酸、脂肪和碳水化合物的代谢。碳水化合物大多存在于谷物中，换句话说，缺乏维生素 B_2，很多谷物的营养不能很好地被吸收代谢，不也间接造成维生素 B_1 不能吸收么？

维生素 B_2 存在于动物内脏（肝、肾、心）、蛋、奶类、大豆中，冬菇、扁豆、黑木耳、金针菜中含量也不少，蔬菜水果中也有，大家平时注意给孩子多摄入些富含维生素 B_1、维生素 B_2 的食物，以免缺乏引起食欲不振，孩子不肯吃饭。

关于孩子缺不缺维生素，大家可以找有经验的营养师或者儿科大夫进行咨询，或者进行必要的检查，然后进行补充。孩子如果真的补对的话，那就会大口大口吃饭啦！

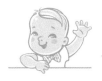 ### 让孩子多吃胡萝卜

如果你不知道给孩子吃点啥的话，那就听何老师的，用胡萝卜给孩子做点菜吧，因为胡萝卜对孩子的身体太好了。

促进骨骼增长 胡萝卜中的维生素 A 是骨骼正常发育的必需物质，有利于细胞的增殖与增长，所以，多吃胡萝卜能帮助孩子长个儿哦。

宽肠通便 肺与大肠相表里，大便干、大便不通，就意味着大肠经有热，大肠经有热就会传导到肺经上，这时候孩子就会感冒、发烧、咳嗽啦。胡萝卜含有植物纤维，吸水性强，在肠道中体积容易膨胀，是肠道中的"充盈物质"，可加强肠道的蠕动，帮助孩子排出便便。

健脾消积 中医认为，胡萝卜健脾和胃，本身还有化痰的作用。

增强免疫力 胡萝卜素可以转变成维生素 A，有助于增强孩子身体的免疫力。

改善贫血 常吃胡萝卜可以促进新陈代谢，增进血液循环，胡萝卜素本身还有促进造血的功能。

止咳、化痰、平喘 《本草经疏》中说："莱菔根下气消谷，去痰癖及温中、补不足，宽胸膈，利大小便，化痰消导者，煮熟之用也；止消渴，制面毒，行风气，去邪热气，治肺痿吐血、肺热痰嗽下痢者，生食之用也。"

孩子要是咳嗽、哮喘、痰多，就多给孩子用胡萝卜做点菜吃。

有一次跟一个非常有名的专家聊天，我问，让孩子吃点啥最健康？专家说，吃点难吃的。提醒大家一点，胡萝卜不好吃，所以大家给孩子吃的时候要讲究方法，别让他一下子反感，有的孩子不反感的话，也不要一下子给孩子吃太多。

关于胡萝卜怎么做菜的问题，相信妈妈们都是"厨房大学"毕业的，何老师就不班门弄斧了。

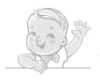 ## 该不该让孩子吃益生菌

说起益生菌，估计细心的妈妈都知道，没事补点益生菌，甚至成为了时尚。但有些内情你未必知道。

什么是益生菌 人体的微生物数量是活细胞的许多倍，部分微生物是可以直接引起感染、炎症的有毒物质；还有部分对身体有益，并且对消化过程有帮助，我们称这一部分微生物为益生菌。

　　<u>益生菌都有什么作用</u>　通过对食物的发酵，可以促进消化、合成维生素、提高免疫力、增加抗感染能力，尤其对喉咙发炎有很大的辅助治疗作用。

　　<u>什么时候需要补充益生菌</u>　抗生素治疗后，会杀死体内许多微生物，当然也包括益生菌，造成菌群失调，所以一般输液后要补充 5 ～ 7 天益生菌。有消化不良症状时也需要补充益生菌，因为这个时候需要益生菌帮助食物发酵，促进食物加快消化。如果带宝宝出去旅行，也可以补点，防止食物不适应、食物中毒之类的。

　　<u>没事能不能经常补充益生菌</u>　只要不过量补充，现在科学研究并没有发现每天补充益生菌会对身体造成伤害或有什么明显坏处，但有一种情况叫益生菌依赖症，意思就是说如果你因为便秘之类的经常补充益生菌，当停止使用后，还会接着便秘。个人认为，总不能吃一辈子吧？还是调整饮食，养成正确的生活方式，锻炼自己的身体是硬道理。

　　<u>如何从食物内摄取益生菌</u>　多摄入带益生菌的食物，比如益生菌酸奶。还可以摄入帮助体内益生菌生长的食物，比如香蕉、大麦、洋葱、大蒜、大豆、小麦。每天吃新鲜的食物，炒菜时间不要过长，多吃新鲜蔬菜和水果都对体内益生菌的产生有很大帮助。

让孩子这样喝酸奶，营养都丢完啦

　　很多孩子喜欢喝酸奶，为什么呢？因为里面加了蔗糖、乳酸菌等，味道酸甜可口。另外，牛奶经过发酵以后，里面的糖、蛋白质有一部分会被水解成小分子，更容易被身体消化吸收。酸奶的营养还要更丰富一些，比如发酵过程中产生的乳酸菌还会产生人体所必需的各种维生素，比如维生素 B_1、维生素 B_2、维生素 B_6、维生素 B_{12} 等。

　　但是，需要提醒家长们的是，很多孩子喜欢空腹喝酸奶，有很多上幼儿园或者小学的孩子，由于早晨赖床，起床后一看离上学的时间差不多了，抓起一袋酸奶、几片面包就走了。

这其实非常不科学，孩子的酸奶就可能就白喝了。为什么呢？因为这时候孩子处于空腹状态，胃里主要是消化液（也就是胃酸）。而此时胃里 pH 值本身就非常低，如果再吃酸性食物，那一方面会伤害身体，另一方面对食物中部分营养物质也会有很大的破坏。

也就是说，这时候喝酸奶，营养会破坏很多。所以家长要注意，不要空腹让孩子喝酸奶，最好在饭后半小时到 2 小时之间喝。

另外，家长们要注意，酸奶虽然好，但是由于里面添加有香精、大量的糖等，不宜过量饮用。很多家长喜欢自己做酸奶给孩子喝，这时候一定要注意时间，最好 4 个小时之内吃完，不要隔天甚至放得更久。

还有一点需要提醒的是，乳酸饮料不是酸奶，虽然它也是白白的，这一点家长要注意。

6个月到2岁，孩子为什么最容易营养不良

家长们很奇怪，现在生活条件这么好，为什么孩子容易营养缺乏呢？不是缺钙、铁、锌等元素，就是缺各类维生素等。其实，孩子出现营养不良或者不均衡的情况，主要集中在 6 个月到 2 岁！

为什么这样说呢？河南中医药大学第一附属医院的小儿生长发育专家琚玮教授说，孩子从出生到 6 个月，这时候大多由妈妈母乳喂养，一般营养也都比较充足。但是，孩子 6 个月以后，妈妈开始上班了，孩子吃的母乳少了，有很多孩子喝配方奶容易出现很多问题，比如孩子拒绝喝配方奶，或者喝配方奶出现拉肚子等情况。也就是说，0 到 1 岁本来是孩子长身体的第一个黄金时期，孩子反而在吃饭上出现了问题。

另一个导致营养不均衡的问题出在辅食添加上，这主要跟孩子的抚养人有关，这点家长容易忽视。很多老人给孩子添加辅食的时候，由于观念比较

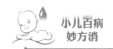

陈旧，或者营养知识不够，所以大多添加的辅食就是面条、米粥之类的。这些食物虽然好消化，但是营养成分比较单一，孩子容易营养不良。所以，儿科门诊上为什么常见半岁以后的孩子缺铁，就是跟辅食添加有关。

这 4 种糖可以让孩子放心吃一些

小孩子喜欢吃甜食，为啥呢？五味入五脏，酸入肝、苦入心、甘（甜）入脾、辛入肺、咸入肾。所以，心情不爽、郁结的时候要吃点酸的，夏天心火旺多吃点苦的，吃点辛辣的鼻子就透气了，每天吃点咸的可以补肾。但是要注意不能过了，过了反而会伤到五脏。

小孩子脾脏发育不完善，所以本身就喜欢吃甜的，因为甜的入脾嘛。过年了，家里都会准备很多甜食，糖啦、糕点啦之类的。但是不能多吃，否则伤脾、伤牙。下面这 4 种糖，孩子可以放心吃一些，没有问题。

饴糖　也叫麦芽糖，具有补脾益气的作用，性温，可改善脾气虚弱及营养不良症状。

陈皮糖　由陈皮加入糖类加工而成，能健脾开胃，适用于脾胃虚弱、饮食减少、消化不良。

山楂糖　由山楂加入糖类加工而成，能健脾消食，过年肉食摄入过多，可以饭后吃点，帮助消化。

薄荷糖　以白砂糖、薄荷为原料，调配而成的一种糖果，具有疏解风热、清咽利喉的功效。可治疗风热感冒，头痛、目赤、咽喉肿痛等症。

孩子如何避免"走两天亲戚生一场病"

按照传统，每年春节，大家就要带着孩子去走亲戚了。这应该是孩子们最高兴的事，可以吃好吃的，还可以"坐大桌"，可也是妈妈们最操心的。因为会有很多很多好吃的放在孩子面前，在亲戚家，又不好意思多批评孩子。有很多妈妈就反映，孩子往年都是"走两天亲戚就要生一场病"。

其实，关于这个问题，家长只要稍讲点策略，就很好解决了。这个策略就是"大禹治水，宜疏不宜堵"啊。越不让孩子吃，孩子就越想吃、越要吃。具体怎么做呢？

主动让孩子这样吃　孩子的胃就那么大，吃饱了就不会再吃了。妈妈们要注意一点，各种食物在胃里的排空时间是不同的。比如，水果排空仅需要半小时到 1 小时；蔬菜排空的时间为 45 分钟到 2 小时；谷类需要 1.5 小时到 3 小时；肉、奶类的排空速度是 1.5 到 4 小时，但是如果同时进食多种食物，比如有淀粉、脂肪、蛋白质，它们在胃里排空的速度是 6 个小时，有些甚至得 8 个小时。

所以，为了避免孩子在"坐大桌"的时候吃得太多，家长可以在开饭前半小时左右，给孩子拿点水果吃。比如，快开饭了，把孩子叫过来，说："乖，妈妈给你削个苹果吃吧？"先把小家伙们喂得半饱！

带孩子"坐大桌"有技巧　"坐大桌"的时候妈妈们要注意，尽量选个离肉远的座位，"眼不见，嘴不馋"嘛！孩子一点肉不吃，是不可能的，可以让孩子荤素结合，吃点肉必须搭配点蔬菜。另外，让孩子吃肉的时候多吃点热量低的、易消化的，比如牛肉、鱼肉等，再让孩子喝点汤。

就一个目的，先把孩子的胃给占满，这样孩子夹几口肉就出去玩了。嘿嘿，何老师这招怎么样？

让我们的孩子"顿顿吃得像皇帝"，身体就会棒棒的

孩子是我们眼中的"小皇帝""小公主"，但是，如果我们当父母的真能让孩子吃得像皇帝的话，那身体就会棒棒的了。

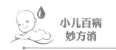
七岁之前的孩子消化系统都没有完全发育好，所以很容易食积生病。那么怎么吃得像皇帝呢？

不要吃得太尽兴　咱们看电视，皇帝一顿要吃几十种上百种食材，但是实际上他们都吃得"不尽兴"。据说，乾隆皇帝有一天跟刘墉、和珅一起吃饭，吃得太尽兴，乾隆对下人说"添饭"，结果下人回了句"皇上"；乾隆又说"添饭"，下人又回了句"皇上"；乾隆又说了声"添饭"，下人没办法了，不敢抗旨，就在碗里放了一粒米，乾隆看了，也不吃了。

我们对待孩子也是如此，好吃的不要吃得太尽兴。不要孩子喜欢吃鱼，就把鱼端到他眼前让他使劲儿吃。

加餐非常重要　宝宝们的胃容量相对较小，加上孩子活泼爱动的特点，一般容易饥饿，所以应该给孩子少食多餐，一般都安排一日三餐加上两次加餐。

早餐可以营养丰富点，粥类、面点、肉、蛋都适量。中午面点、鱼、肉、虾类都可以，晚上尽量吃粥类、青菜类就可以了。加餐一般在上午十点，下午四点。既满足了孩子消化快容易饿的特点，又补充了营养，又不至于让孩子一次性吃过多的食物，造成消化不良。

皇帝的三餐分别像皇帝、平民、乞丐　孩子要学皇帝吃饭，皇帝不是顿顿都满汉全席，他们也是"早餐吃得像皇帝，午餐吃得像平民，晚餐吃得像乞丐"，像清代的皇帝，甚至一天就吃两顿，晚上就不吃饭。孩子也要这样吃。

他们的消化能力弱，晚餐吃得太好、太饱，睡觉时胃里还装满食物，排空的速度降低，容易造成消化不良。

另外，从中医角度讲，为啥早中两顿可以吃得相对饱点？因为脾属土，心属火，火生土嘛！心气足的话脾运化能力就强，白天有阳光，心气旺盛，相比之下，脾的运化要比晚上相对快得多。

嘿嘿，以后吃饭的时候，就想着孩子是个皇帝，就知道让他怎么吃啦！

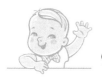

9 种常见饮料，其中 6 种，孩子要少喝

过年了，家里备些饮料招待客人，走亲访友时喝饮料，都是少不了的。大人还好，小孩子喝饮料就要注意了。因为饮料大多是甜的，特别能勾起孩子的食欲。所以，家长在给孩子选择饮料的时候，还是要讲究些技巧。

现在市场上的饮料，常见的有 9 种，其中 6 种，孩子要少喝，另外 3 种可以让孩子适当喝一些。

碳酸饮料　由饮用水加二氧化碳、香精、甜味剂组成，特点就是高糖、高磷，可以称得上零营养。这类饮料孩子特别喜欢喝，但是二氧化碳会引起肚子胀、打嗝、食欲不振，喝多了还会引起钙流失、龋齿。小孩子最容易缺钙，喝这个再引起钙流失，真是得不偿失。

去火饮料　品种不少，里面多数含有清火的中药成分，小孩子脏腑轻灵，对少量的中药就非常敏感，过多饮用后会引起脾胃虚弱。

茶饮料　以茶叶为原料制作而成，抗氧化、提神、醒脑，但儿童不适合，里面含有茶碱，刺激大脑过于兴奋，造成睡眠质量差。不想让孩子晚上兴奋得睡不着、闹腾你，就别让孩子喝。

果汁、蔬菜汁　由水果、蔬菜榨汁，加水、糖、维生素 C、少量膳食纤维加工而成，能补充维生素和膳食纤维。但是含糖量过高，多饮易导致肥胖等问题。

功能饮料　加入无机盐和糖，能让体能迅速恢复，但儿童不适合。因为这些饮料的热量及含糖量都大大超出儿童正常发育需求，容易导致儿童肥胖和龋齿。

含乳饮料　以鲜乳或者奶粉为原料加入水和香料加工而成，但含乳量比较低。如果为补充蛋白质，它不是好的选择。

牢记那句话，不要以为有奶味就是奶！

以上这六种饮料，孩子饮用指数：☆

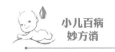
建议：尝尝即可。

发酵型酸奶　以鲜乳或者奶粉为原料，用益生菌发酵后，加水和调味剂调和而成，能帮助消化、提高免疫力，但不能代替牛奶，不适合一岁前儿童，也不适合空腹喝。

纯牛奶　由鲜奶经过杀菌包装而成，营养价值较高，含有丰富的蛋白质。但不适合一岁以下及乳糖不耐受的儿童食用。

蛋白饮料　以植物种子、坚果类为原料，含有较高的植物蛋白，能提高免疫力，相比之下，营养价值比较高。但还是那句话，保证质量吧！

以上这 3 种饮料，孩子饮用指数：☆☆☆

建议：如果满分为 5 星的话，上面这 3 种为 3 星，勉强及格吧。家长要牢记，饮料连副食都算不上，少喝为宜。

4 种萝卜这样吃，孩子少生病，妈妈更省心

萝卜是"烂大街"的菜，现在在城市里吃得少了。小时候家里都是种一些，然后在院里挖个土坑放进去再用土封好，冬天吃一个就从里面挖一个，一冬天不是白菜就是萝卜。实际上，萝卜也是一种既可食用又可治病的难得的食材。

很多妈妈都知道萝卜有消食积的作用，其实不止如此，它的顺气、化痰、温补作用都非常好。如果妈妈们会用萝卜给孩子做菜，那孩子就会少生很多病！

白萝卜　白萝卜水水的，它可不仅有消食积的作用，本身还可以利痰。如果感觉孩子肚子胀、嗓子里呼噜噜有痰，可以切上几片白萝卜，加上几片生姜，切半个红梨，熬成水给孩子喝，消积、降气、通便、利痰。

青萝卜　青萝卜吃起来偏辣。中医认为，五味入五脏，辛辣入肺，所以青萝卜偏于顺气止咳。如果孩子大便干、食积、咳嗽，那您就把上面食疗方

里的白萝卜换成青萝卜给孩子熬水喝即可。

胡萝卜　胡萝卜，中医叫什么呀，叫"小人参"，胡萝卜其实也有降气止咳、消食积等作用，但是它还有健脾和胃、益肾温阳、清热解毒、补肝明目的作用。所以呀，如果有些孩子身体比较弱，稍微吃点东西就食积，还经常生病，那当妈妈的就多给孩子吃点胡萝卜。

水萝卜　咱们的老祖宗给食物起名，可能是怎么简单怎么来，也可能是太懒了，水萝卜，顾名思义，就是能当水果吃的萝卜。这种萝卜咱们家里也可以备点，大人吃比较好。比如水萝卜有降血脂的作用，所以家里的老人，或者比较胖的年轻人，都可以吃。它本身还有抗炎、抗菌、抗病毒的作用，还可以提高身体的免疫力，平时吃可以强健身体，预防一些常见病。

孩子啃指甲、吃纸、咬衣角，真的是异食癖吗

很多家长反映，孩子特别爱啃指甲，平时都没剪过指甲，都是孩子嘴啃的。还有些家长反映，孩子爱吃纸，撕点纸片就往嘴里塞。也有些家长说，孩子不知道为什么老爱咬衣角。

这些家长心里有个共同的疑问，孩子不会是异食癖吧？对此，河南中医药大学第一附属医院儿科宋桂华主任医师提醒家长，这类孩子的症状可能跟缺锌有关。

微量元素锌有一个重要的功能，那就是帮助维持正常味觉、嗅觉功能，促进食欲。这是因为维持味觉的味觉素是一种含锌蛋白，它对味蕾的分化及有味物质与味蕾的结合有促进作用。一旦缺锌时，会出现味觉异常，影响食欲，造成消化功能不良。

所以，当孩子缺锌的时候，会出现味觉障碍，这时候孩子就有可能会厌食、偏食或异食。

另外，缺锌的孩子除了会厌食、偏食或异食外，还会出现皮肤干燥、粗

糙，口腔溃疡反复发作，矮小，生长发育缓慢，免疫力低下，反复感冒、支气管炎等。最最重要的，锌是促进大脑学习记忆功能的重要元素。缺锌，会使孩子的记忆力下降，影响大脑的正常发育。

总之，如果孩子有以上的症状，家长要高度怀疑孩子缺锌的可能，要及时找儿科医生诊治，并在医生的指导下补充锌元素。

 ## 孩子这样吃羊肉，不上火、补肾阳、长个子、防贫血

冬天是吃羊肉的好时节，实际上，羊肉对孩子来讲是个非常好的食物。羊肉味道鲜美，肉质细腻，而且又有补虚温中、补肾阳的功效，对体质虚弱、肾阳不足、怕冷、四肢不温的食疗效果都非常好。羊肉中的优质蛋白质、钙、铁的含量都非常高，对孩子长个子、预防贫血都有很好的促进作用。

所以，冬天不用羊肉给孩子补一补，实在是太可惜了。但是，有很多家长反映，孩子吃不了羊肉，才吃了一顿，孩子就上火了，夜里乱翻腾睡不好觉，有的还得了口腔溃疡。这可怎么办呢？给大家推荐3个妙招吧！

喝羊骨头汤　直接吃羊肉会上火，是因为羊肉性热，吃一两块儿又起不到进补的效果。那怎么办呢？就喝羊骨头汤吧。用羊骨头熬汤喝，又温补，又解馋，还不会上火。当然，您也可以做一道羊骨豆腐汤给孩子喝。

取羊排骨500克，切成小块，用开水煮3分钟，捞出（为的是去腥味，而且这么处理过后，煮汤时不会有沫），羊排放入锅内，加入足量的水，用大火煮开，然后转小火慢炖，肉差不多熟的时候，放入白萝卜、豆腐，再煮十几分钟，最后放盐、一小片姜、几段葱即可。

大家一定要问了，那为啥放白萝卜、豆腐？这问题提得好。白萝卜性凉，又能消食；豆腐也是凉性的，因为豆腐一般都是石膏点的，属于凉性的，能清热、解毒，且含有丰富的蛋白质，它们三个相配，既中和了羊肉的热

性，又能消食、解毒。这款汤含有丰富的营养，能补钙、补铁，补充优质蛋白质。

吃羊肉饺子 包饺子，大家都会，就不多说了，关键咱得会调馅。吃羊肉怕上火，配菜有讲究，最推荐的两个蔬菜是藕或白菜心。藕属凉性，清热养阴，还能治疗食欲不振，润肺止咳，和羊肉配在一起，既减轻了羊肉的热、燥，还能养脾胃，止咳嗽。再说说这个白菜心，白菜性凉，能清热解毒、通便，与羊肉一起，减少了羊肉的燥热。

煲羊肉粥 这个粥非常美味，而且营养丰富。用炖好的羊肉汤稍加些水，放入大米，煮粥。等粥快熟的时候加入青菜和菌类，比如菠菜、大青菜、油麦菜、空心菜、香菇、蘑菇、金针菇等，这些青菜、菌类都是凉性的，可以减轻羊肉的热、燥。小点儿的宝宝，妈妈可以把这些菜切成末，这样既营养丰富，又容易消化。

 ## 补脾、补血、润肺、增进食欲、增强抵抗力，就是它了

很多家长不理解小孩子为什么会经常生病，其实道理很简单，小孩子身高长得快，体重也增加得快。小孩子 3 岁时的体重是出生时的三四倍，身高接近两倍。孩子消化能力又不是太好，往往吃动物类食物不多，容易造成脾虚、肺虚、贫血、抵抗力差等问题。

这些小孩子的亚健康问题，其实通过食疗调理就非常好，孩子有以上类似的问题，可以经常给孩子做木耳花生红枣羹喝，慢慢就补过来了。

选木耳七朵，花生一小把，红枣三五个共煮，加大米、小米都可以，煮成羹。小小孩儿，可以打成泥再做粥当辅食来喝。木耳性平，润肺、补气血；花生，醒脾开胃，补血润肺；红枣，健脾益胃，补中益气，补血。它们三个配合，能治疗贫血、气虚及血虚便秘，而且味道特别鲜美。

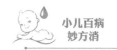
这道粥，做好了，第一个味道是香，花生大家都知道，里面含有油脂，所以一煮就能煮出来那种沁人心脾的香；第二个味道是甜，因为里面有红枣，甜而不腻；第三个味道是清新，因为里面有木耳，汤煮出来后口感清新。

粥是最容易消化的食物，也最养脾了。养孩子其实跟考试差不多，功夫都在平时。平时把孩子的身体养得棒棒的，怎么会经常生病呢？

孩子的那口"锅"还小，所以少放点，放点容易腐熟的，不要放太多肉。

"锅"得保养，不能用太勤，所以不要让孩子不停地吃这吃那，吃完饭吃零食，吃完零食吃水果。

孩子那口"锅"得温着，所以不能放太多凉东西，不要让孩子吃太多凉的。

不要以为铅中毒离孩子很远

有一次去医院找朋友办事，发现一个来看病的孩子，坐在那里，身体总是不由自主地抽动，特别是大腿，不停地一跳一跳的，我不由得多看了几眼。

听医生说他是多动症，他妈妈也说，孩子的注意力根本不能集中，甚至不能持续地坐那儿五分钟。一开始妈妈不了解，以为他在出怪象，到最后发现他是不受控制的，吓得妈妈赶紧带着他来医院。后来他的化验单出来了，医生一看，哦，怪不得呢，原来是铅超标了。很多妈妈会提出，铅超标这么严重吗？

可怕的铅都从哪里来　空气中，工业排放的废气、汽车尾气；食品中，食品添加剂、零食生产线的机器；餐具中，彩色陶瓷碗、杯；印刷品，油墨、玩具涂料等。可谓无处不在啊！

铅是怎么进入孩子体内的　空气中的铅，通过呼吸，直接进入肺部；食品中的铅，通过食道，直接进入体内，被十二指肠吸收；铅还可以直接通过皮肤被吸收入体内。

铅超标会有什么症状　一般轻的话，会发现孩子面色苍白、食欲不振、注意力不集中、多动症；更严重些，会发现孩子反复腹泻、头痛、肌肉关节疼。它最明显的一个特点是，口腔内有金属味。

铅对孩子有什么影响？会让孩子变傻吗　铅会在身体里面慢慢蓄积，意思就是说，今天你吸收点，明天吸收点，它并不会随着身体的正常排泄而减少，而是一直在身体里面待着，到了一定的程度就会发生症状。主要会引起贫血、神经衰弱、胃肠炎、便秘。严重的话，可能会影响孩子的生长发育，导致智力低下。

哪些孩子容易铅超标　有些孩子经常爱玩颜料，爱拾地上的东西，爱咬指甲，异食癖，爱吃爆米花，把零食当主食，看完书写完作业不爱洗手，这些习惯都会造成铅的蓄积。

铅严重超标时怎么办　如果铅严重超标，建议住院治疗，因为铅中毒的后果很严重，会引起铅中毒性脑病，出现剧烈头痛、抽搐、谵妄、惊厥、木僵甚至昏迷。

我们在生活中如何减少铅的摄入　生活中，尽量不让孩子在马路旁边玩，因为过往的车辆较多，容易吸入有毒气体，尽量不用彩色的陶瓷碗、杯吃饭和喝水，不买铁皮罐头，尽量减少零食的量，不用铁壶盛酒，不用塑料瓶盛醋，不用报纸、书纸包裹食物，尽量不给孩子买颜料玩，孩子读书写字后洗手。

如果体内铅有少量超标，我们应该怎么办　防患于未然，平时多食用富含维生素 A、维生素 C、维生素 E、钙、锌的食物，能够帮助体内的铅排出。比如：胡萝卜、西红柿、菠菜、荠菜、橘子、芝麻、花生、瓜子、松子、枣、甜椒、猕猴桃、菜花、山楂、海带、鲜菇、小鱼小虾、贝类。

给孩子吃水果与喝果汁是一样的效果吗？得知真相惊呆了

现在很多妈妈喜欢给孩子做果汁喝，认为吃水果少，直接喝果汁就成。

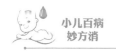
但是吃水果和喝果汁真是一回事么?

营养调查发现,梨、黄瓜、西瓜、胡萝卜等榨汁后维生素C流失23%～93%。

看一看,多吓人,可这是为啥?这是因为蔬菜水果的细胞里面,除了维生素C外,还有抗坏血酸氧化酶(能够消灭维生素C)。当蔬果完整的时候,它们是不混在一起的,榨汁时高速旋转的刀片会把果蔬里的细胞全部破坏,致使它们混到一起,维生素C被破坏。

<u>一些矿物质、纤维素、果胶等营养也都被过滤掉了</u>　一般榨汁机都会汁肉分离的,结果一大部分矿物质、纤维素、果胶等被分离开了。更有一些维生素只要与空气一接触,就会被氧化。而能刺激肠胃蠕动、促进排便的成分是纤维素,榨汁的结果是它们被全部分离到渣子里面,不溶性元素如钙也会被留在渣子当中。

<u>樱桃、苹果、李子、桃子等的果仁有一定的毒性</u>　很多水果的果仁有一定的毒性,会对身体造成一定的危害,如果榨这些水果汁的时候再一个个取下果仁,那难度真是相当大的。

如果宝宝自己能够吃完整的蔬菜水果,并不赞成把它们都榨成汁,一来能保持最好的营养状态,二来也能锻炼宝宝们的咀嚼能力。

但是,对于没有咀嚼能力的宝宝,妈妈们给孩子做水果汁也是可以的。但是一定要注意,果汁不要放得太久,榨汁时最好把核、皮去掉。

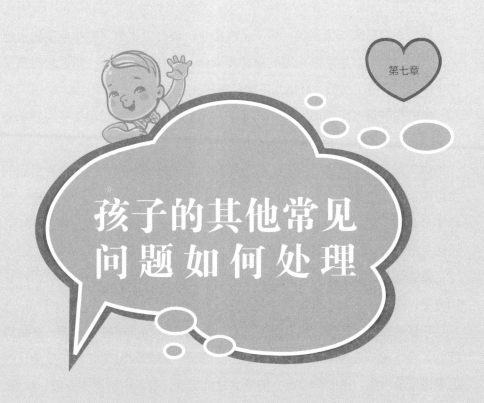

第七章

孩子的其他常见
问题如何处理

水痘来了不要怕

最近，很多家长留言说，孩子出水痘了，或者孩子班里的小朋友出水痘了，怎么办？水痘是儿童常见的急性传染病，很多妈妈甚至一听说自己孩子的学校有宝宝得了水痘，吓得都不敢让孩子去上学了。

水痘真的这么可怕吗？有些妈妈还发出这样的疑问：我家孩子也打水痘疫苗了，怎么还是出了水痘？

出水痘是什么症状 其实，水痘就是由水痘－带状疱疹病毒感染引起的急性传染病，传染率很高，通过飞沫、接触被病毒污染的物品均可传染，冬春季节高发。主要发生于婴幼儿和学龄前儿童。有的孩子打过水痘疫苗后，还是会出水痘，不过概率要低很多。

就像何老师以前跟各位宝妈宝爸说的，害怕是因为对疾病不了解，真正知道了，就不用害怕了。

孩子被感染之后，常常会伴有低、中度发热，精神不振、头痛、咳嗽等症状。接下来，在发病 24 小时内就出皮疹了。首先会出现红色斑丘疹，然后慢慢变成水疱，然后再结痂。皮疹会分批出现，在同一时期，丘疹、水疱、结痂会同时在身上出现。

得了水痘也别慌 水痘一般首先出现在胸腹部，接着是躯干、头面部。妈妈们看到孩子出现上面描述的症状，应尽快带孩子到医院找专业的大夫进行治疗即可。

如果身边有别家的宝宝得了水痘，千万做好隔离工作，因为水痘的传染性还是比较强的。如果自己家的宝宝真的得了水痘，妈妈们不要过于惊慌，积极治疗，宝宝很快会恢复健康。水痘破损处，避免手抓，防止继发感染。对孩子的衣服、被褥、餐具等，要进行消毒。还要每天换衣被，保持皮肤清洁。定时开窗通风。

饮食方面也要多加注意　尽量不吃生冷食物，不吃辛辣食物，因为水痘和其他热病一样，吃辛辣食物会助火生痰，使病情更严重。

不吃发物，如香菜、生姜、鲫鱼、大葱、羊肉、虾等，这些会引起水痘变大，使病程变长。

不吃油腻之物，患病时宝宝会因为发热而出现食欲减退、消化不良，吃这些食物会增加胃肠道的负担。

 遇到孩子烫伤，第一时间该咋办

冬天，孩子很容易烫伤。一则因为天冷，接触的热源比较多，比如热水、热饭、暖气片、暖手宝等等；二则是小孩子对事物正处在探索阶段，对烫伤的危险没有概念。

我家小孩子就是这样，有天晚上他一个人跑到厨房，进去后又跑出来搬了个凳子，然后又跑出来拿了个水杯。当时我没在意，过了大约一分钟，我习惯性地看看他在干什么，结果发现这个小家伙正站在凳子上往外拉暖水瓶。当时我就吓了一跳，问他干什么，他说要喝水。

其实小孩子这样做本没有错，他看到我们大人倒个热水什么的非常轻松，以为自己也可以。试想一下，如果孩子真的把暖水瓶的瓶塞打开，然后吃力地端起来，那后果不堪设想。

所以，家长一定要注意预防孩子烫伤。但是，更要知道孩子万一烫伤了，该怎么处理。

小儿常见的烫伤因素

1. 热水瓶：小儿烫伤最常见的原因就是打翻水杯或水壶，所以家长一定要叮嘱孩子，不要自己去碰热水瓶、电水壶等等。

2. 热饭热菜：小孩子特别容易抓拿或者打翻汤碗引起烫伤。

3. 洗澡水：家长们要注意，孩子的皮肤比较娇嫩，所以给孩子洗澡的时候水温一定要比大人洗澡时低上 2 ～ 3℃。这一点估计咱们都深有体会，小时候跟着父母洗澡，我们会说烫，但是父母会瞪着眼睛说，烫啥烫，然后不由分说就把我们推到热水里了。现在想想，真是童年的阴影啊，希望我们不要让孩子也受同样的罪哈。

另外，孩子洗澡的时候要准备很多东西，有时候家长会比较粗心，而孩子有可能会自己不知深浅，一脚跳进洗澡盆里。

4. 热水袋、电熨斗、电热毯等电器：冬天，用电热毯、热水袋、暖手宝、电熨斗的机会比较多。使用电热毯时要注意，热了就关闭电源；热水袋、暖手宝刚开始用的时候非常烫手，外面最好裹一层布；电熨斗用完后一定要放冷收藏起来。

万一烫伤后如何处理　最轻的烫伤，只有局部轻度红肿，无水疱、明显疼痛。可用自来水冲洗伤口 10 分钟以上，之后立即用烫伤膏涂抹。如果身边没有烫伤膏，可先用蜂蜜涂抹，鸡蛋清也可以，然后去买烫伤膏。

如果出现水疱，疼痛明显，伤口呈灰或红褐色，甚至变黑，应先用干净纱布或者毛巾覆盖，然后迅速送往医院就医。不可自行在创面上涂抹药物。

如果烫伤皮肉与衣服粘在一起，这又分两种情况，一种是烫伤较轻，但是衣服上仍然有较高的温度，这时候应当一边用冷水冲一边脱衣服。如果烫伤较重，比如出现水疱等情况，千万不可以随便撕下衣服，要马上去医院。

孩子磕到头，哪种情况必须送医院

小孩子活泼好动，磕到头的情况非常普遍。家长们会困惑，孩子磕到头到底要不要上医院看看？去吧，孩子好好的，跑一趟犯不着；不去吧，又不放心！很纠结。

我的儿子快四岁了，因为活泼好动，比较重的磕到头的情况出现了 4 次。

有两次是玩得比较开，结果摔倒了，头重重地撞在地上。一次是磕着额头了，鼓了个像山楂那么大的包。还有一次是划着耳朵根了，流了不少血。

前两天孩子又磕着头了，何老师找河南中医药大学第一附属医院脑病科主任医师、博士生导师王宝亮教授咨询了一下。王教授不愧是权威专家，总结得非常好。写在这里，家长们看到后，就不用纠结要不要上医院了。

一是看孩子的意识　小孩子都比较娇气，磕到头以后看到爸爸妈妈过来，一般都会哭个不停。家长们要注意，如果孩子明明磕得很重，但是没有任何反应，这时候家长要看看孩子是不是意识不清、半昏迷，最好上医院看看，找医生排查一下有没有脑震荡或者出血等。

二是看孩子是不是贪睡　家长们要注意，很多家长看到孩子磕着了，心疼得不得了，把孩子抱到怀里，又是晃又是悠的，想着孩子睡一觉，醒来头就不疼了。这种做法非常不好，孩子磕到头，家长要注意观察，如果出现贪睡的现象，最好去医院。

牢记，摔到后脑最危险　家长们要牢记，孩子摔到后脑勺是最危险的。因为从大脑的生理结构上来讲，我们的脑干和小脑在后脑勺的部位。这里是人的生命中枢，它控制着人的呼吸、循环、心跳、消化，如果磕到，就会有生命危险。如果孩子磕到了后脑，家长一定要注意密切观察，最好上医院看看。另外，家长也要注意，平时跟孩子玩的时候不要用力拍孩子的后脑勺，这同样非常危险。

如果孩子头磕了以后，鼓了个大包，家长倒不用太担心，虽然看着吓人，但是问题不大，可能是磕到头皮了。有出血也不用太担心，因为头面部的血管比较丰富，如果在家处理不了，到医院进行清洁包扎即可。

为什么小孩子摔倒后，千万不要马上抱起来

孩子要想长大，要经历无数次摔倒，学走、学跑、学跳、学骑车等，都

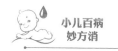
会发生摔倒。孩子摔倒了，你知道怎么办吗？

昨天陪儿子玩，玩得比较疯，结果儿子一下子摔倒了，只听得"咚"的一声，儿子的头重重地磕在地上。我的心跟着一疼，当时赶紧过去把他扶了起来。可是，因为我多少懂点医学知识，所以就反思，摔到地上以后，孩子的意识是不是清醒？有没有引起骨性损伤？我盲目地把他抱起来，这是不对的。

孩子摔倒的情况很常见，那么，家长们究竟应当怎么办？对于这个问题，我请教了一下我们医院脑病科主任医师、博士生导师王宝亮教授。权威专家给出了权威的答案，希望家长们在碰到类似的情况后知道如何科学处理。

王宝亮教授说，小孩子摔倒，一般情况下不会出现什么问题。但是，不怕一万，就怕万一。出问题最常见的有两种情况，第一种是骨性损伤，比如骨折、颈椎受伤等；第二种是意识不清，出现恶心、呕吐、烦躁等。

所以，家长们千万要注意，孩子摔倒后，不要心疼孩子，马上跑过去，不分三七二十一就把孩子抱起来。正确的方法是：走到孩子身边，把孩子的头轻轻抬高 30°，然后观察一下孩子的意识是否清醒，嘴里有没有异物，眼睛是否有神。然后，轻轻呼唤孩子的名字，问问哪里有没有不舒服。如果没有，可以把孩子抱起来，同时要注意，让孩子休息 30 分钟，其间家长要注意密切观察。

提醒家长的是，如果孩子有颈部损伤、意识不清等，盲目把孩子扶起来，甚至有可能诱发呼吸障碍，危及孩子的生命。

这一点请家长们千万要注意！

请父母这样让孩子玩手机、iPad

谈起孩子玩电子产品，很多家长估计都头痛。为啥呢，会上瘾啊！何老师小时候家里很穷，能玩的就是弹个玻璃球、推个铁环、爬个树掏个鸟窝啥的。现在的孩子不一样啦，家里的玩具都成堆，可是，玩具多了，孩子倒是不稀罕了。一拿起爸妈的手机，或者家里的 iPad，就入迷了，叫都叫不应。

我有一次去一个朋友家，家里居然没电视，我就问你们家怎么连个电视也不装，朋友回答说，害怕孩子看电视上瘾。

其实，家长的这点担心很有必要。不知大家发现没，咱们小时候玩的玩具都需要群体参与，是"众乐乐"，而现在孩子们的玩具都是一个人安静地玩，是"独乐乐"。

而孩子如果过度沉迷于数码产品，沉浸在自我世界里，就会封闭自己的内心，变得孤僻，不善于和别人交往，失去沟通能力。而且孩子过早地接触这些数码产品还会影响视力及睡眠，妨碍孩子的生长发育。

但是，做任何事情都不能走极端，也不能让孩子完全与电子产品绝缘。心理学专家谢正副教授说，电子产品是科技进步、社会发展的产物，禁止孩子玩电子产品就是阻碍孩子跟上时代的步伐。家长对电子产品这个东西应该树立"疏而不堵，导而不阻"的态度。

孩子可以玩，但是一定要控制时间，养成习惯。从孩子第一次玩数码产品开始，父母就应该与孩子约定时间，比如说一天只准玩半个小时。而且这种约定一定要坚持，不能孩子一撒娇家长就妥协，不能出现例外，如果孩子学会了与父母讨价还价，那就没有意义了。当孩子的习惯养成后，孩子就明白时间该玩、什么时间不该玩。

其次，父母要帮助孩子选定玩的内容。孩子每个年龄段要学习的东西都不一样，比如认个字母呀，看图识字呀，等等，网上有很多类似的软件，下载下来装上去就行啦。

做到以上两点，家长就可以放心地让孩子接触电子产品了，而且此时的电子产品不是一个潘多拉盒子，而是对孩子有用的工具，可以帮助孩子释放心理压力，锻炼智力。

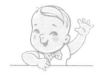

孩子不就玩个"小鸡鸡"嘛，有啥可担心的

家长们在育儿过程中遇到许多的问题，何老师也会遇到。就比如玩"小鸡鸡"的问题，俺儿子也出现过。自己的孩子嘛，总希望他能像美玉一样，没有一点瑕疵。孩子稍有点异样，他的动作就会在我们这些当父母的眼里无限放大，他做这种动作的时间也会无限延长。我们会感觉不舒服，会度秒如年。

孩子成长的过程是一个不断探索外部世界和自身世界的过程，在这个过程中任何东西都会引起他们的强烈兴趣，包括自己的生殖器。说得通俗一点，不摸他怎么知道这是他自己的呢？

有些家长注意到自己的宝宝有事没事爱玩自己的"小鸡鸡"，心理非常紧张，很自然地跟性扯上关系，觉得是性器官。

其实，孩子玩"小鸡鸡"完全是好奇心使然，在孩子眼里，摆弄"小鸡鸡"和摆弄眼睛、耳朵、鼻子完全没有区别，他们是无意识的探索。

遇到这种情况家长尽量不要关注，更不要用严厉的语气呵斥"不要玩"或者是"不要摸"，因为家长的关注反而会强化孩子对这个动作的注意，会一直持续下去。你不管他，他过一段时间发现了新的好玩的，注意力自然就转移了。

当然家长也可以主动帮助孩子转移注意力，比如当孩子出现玩弄性器官的动作时，用宝宝喜欢的食物、物品和游戏吸引他关注，从而停止动作。其实孩子在成长中很多问题都是阶段性的，随着环境的变化，心理的变化，慢慢地活动空间更丰富了，他们就不会这样做了。

孩子老喊饿，其实是有原因的

跟很多妈妈聊天，谈到孩子的吃饭问题，都要反复叮嘱妈妈们，不要让孩子多吃。妈妈们讲得也很透彻，说，孩子老喊"饿"，孩子吃不饱不开心，不是哭就是闹人。

昨天，我也碰到类似的情况了。我有事回家晚了一点，晚上八点多才到家，家人都吃过饭了。我一看餐桌上很丰盛，有烤鸭、鸡爪，于是就坐下吃了起来。

儿子看我吃，走上前来抓了一只鸡爪就要往嘴里送。妈妈看见了，连忙抢过来，说："刚才吃饭的时候你已经吃了不少了，不能再吃了。"

儿子一看美食被抢走了，就哭了，然后说："我好饿……"

我走上前，摸了摸孩子的小肚子，鼓得跟个皮球似的。当时我算想明白了，孩子嘴里说饿的时候，其实不是饿，用一个最最准确的字就是"馋"！

所以，各位宝妈们也要注意，当孩子去商店、超市玩儿的时候，当孩子指着零食要这要那，嘴里喊"饿"的时候，真的不是饿了，千万别给孩子买零食吃。尤其转告孩子的爷爷奶奶，老人心疼孩子，怎么劝都管不住。但是，大部分的零食真的是不卫生的、不易消化的东西，特别容易导致孩子食积，有很多食品还会导致恶性肿瘤。

抱得越多，孩子越笨，长得越慢

孩子都是家长的心头肉，很多家长喜欢把孩子抱在怀里，尤其是两岁以内的孩子。爸妈喜欢抱，老人更是隔代亲，也是抱在怀里不放。其实，您可能不知道，抱的时间太久，会影响到孩子的智力及身体发育。

抱得越久，孩子越笨　孩子刚出生的时候，大脑中有几十亿个神经元。这些神经元，就像一个个汉字，之间没有联系。孩子通过不停的四肢运动，眼睛看，鼻子闻，耳朵听，触摸一些东西，这些神经元才逐渐连接起来。所以，孩子"三月翻六月坐九月爬"，再到会走会跑会跳，这些神经元连接越来越顺畅，孩子自然就会越来越聪明。

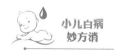
很多家长发现，抱得多的孩子脾气不好，不爱搭理人，爱耍性子，脾气大，易哭闹，这都是神经元连接不够造成的。所以，把孩子放下来，多让他自己去做些事，这样的孩子才更聪明。

<u>抱得越久，发育越晚，长得越慢</u>　"抱"，顾名思义，用手去包裹，这会束缚孩子肌肉、骨骼的发育。0～2岁，是孩子长个子、肌肉发育的第一个黄金时机。孩子被抱得越久，他运动的时间就越短，这时候当然就长得慢了。

关于孩子，我们应当向动物学习。咱们看刚出生的小狗，总是不停地动来动去，有时候还跟狗妈妈"打架"。小孩子亦是如此，把孩子从怀抱里解放出来，让孩子多爬多摸多翻身，对孩子的身心发育自然好处多多。

记住下面的话：

抱孩子越多，孩子越笨；

吼孩子越多，孩子越呆；

保护孩子越多，孩子越胆小；

越让孩子学什么，孩子越反感……

记住下面几个故事：

养在鱼缸中的热带金鱼，三寸来长，不管养多长时间，始终不见金鱼生长。然而，将这种金鱼放到水池中，两个月的时间，原来三寸的金鱼可以长到一尺。我们要给孩子空间！

北风与南风打赌，看谁的力量更强大，他们决定比谁能把行人的大衣脱掉。北风无论怎样强烈，行人只是将衣服越裹越紧；而南风只是轻轻拂动，人们就热得敞开大衣。我们要给孩子宽容！

马跟着唐僧，最后成了佛；马栓在磨盘上，永远都在原地打转。我们要给孩子方向！

但是，不要缚得太紧！

小儿过敏，妈妈应该知道的那些事

我在参加一些亲戚朋友婚宴、满月宴的时候，经常会见到一些家长说"宝宝，你不能吃虾，你对虾过敏"之类的话，看着孩子又馋又可怜的样子，真是让人心疼啊。

牛奶、鱼虾、花草，怎么成了孩子的敌人　无独有偶，我有一次听河南中医药大学第一附属医院儿科的一位专家讲座的时候，专家说："孩子到公园里转一圈，回来对花粉什么的过敏了。到麦田里、玉米地里玩一圈，回来身上又痒又起疙瘩，过敏了。"

现在，我们做家长的也很困惑，吃得好了，穿得暖了，孩子的健康去哪儿了呢？牛奶、虾，本该是孩子口中的美味，为什么就成致病根源了呢？田里的花草，原本该是孩子玩耍的乐园，怎么反而会伤害到咱们的心肝宝贝呢？

来吧，今天咱们就来说说，过敏到底是怎么回事儿。

小儿过敏性疾病怎么越来越多　近几年，很多家长有一种困惑，怎么孩子的体质没以前好了，生病的次数越来越多。一个小小的咳嗽，治了好久怎么就好不了，怎么孩子就成了哮喘，周围怎么那么多孩子患过敏性紫癜（以前都没有听说过的），为啥孩子动不动就得肺炎，而且还是大叶性肺炎？

家长的感觉其实没有错，现在的疾病谱和以前相比已经悄然发生了变化，疑难重症确实越来越多了，过敏性疾病正在明显增加。包括过敏性紫癜、过敏性咳嗽（又称为咳嗽变异性哮喘）、肾病、过敏性鼻炎、荨麻疹，还包括一部分发热、肺炎、腹泻等。除了一些常见病外，居然大多都属于过敏性疾病。

孩子过敏，家长很困惑，那过敏从哪来的呢

1. 从老爸老妈那来的。用医学的原话就是"往往具有明显的遗传倾向"，也就是说，父母是过敏性体质，那么孩子是过敏性体质的可能性非常大。

2. 从季节中来。发病有明显的季节性，比如紫癜多发生在每年的 9 ～ 12

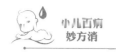
月、3 ～ 4 月，哮喘的发作多在秋冬季节。

3. 从环境中来。 发病时往往有诱发因素，比如有上呼吸道感染、吃鱼虾海鲜类食物、空气质量特别不好。

4. 从饮食习惯中来（注意：这一点其实还是从爸妈那来的，孩子的饮食习惯是爸妈给的）。很多孩子的饮食习惯不好，此类孩子的通病是吃蔬菜水果较少，有的孩子就不怎么吃菜，但肉食、鸡蛋、牛奶、零食吃得比较多。很多家长问，孩子到底是怎样患病的？答复是，有过敏体质的基础，然后饮食不科学，加重了过敏状态，孩子的身体处于一种高敏状态，一旦遇到诱因或到了过敏高发的季节，就发病了。其实对于这类疾病，如果平时家长给予一定的注意，完全可以避免发病或者减少发病。

您的孩子到底是不是过敏体质　过敏性体质的孩子会有一些表现，如睫毛比较长、白眼球色偏蓝（民间常说的话，"眼睛大，睫毛长，长得漂亮身体瓤"，明白啥意思了吧）；经常打喷嚏、流眼泪、鼻子痒、眼睛痒；经常皮肤痒，蚊虫叮咬后，容易起较大疙瘩。临床观察多年，虽然不是百分之百正确，但多数比较准确。

如何预防过敏性疾病　对于过敏体质的孩子，如果家长再不太注意，孩子的过敏状态会越来越严重，不但容易生病，而且容易患过敏性疾病。那要注意什么呢？

那就要发挥中医辨证的优势啦！遗传基因是遗传所得，无法选择；环境、季节的问题也是吾辈不易选择和改变的。那我们最容易做到的就是调整饮食习惯，适当使用药物调理体质。

过敏的孩子怎么吃　关于饮食生活调理，一句话高度概括就是"三多一少"，即多吃菜、多喝水、多运动，少吃零食、肉食和高蛋白饮食。这里一定要正确理解啊，少吃不是不吃，是正常的、合理的、科学的摄入。对于 1 ～ 6 岁的儿童来讲，正常食物的比例大致是蛋白质 10% ～ 15%，脂肪 30% ～ 35%，碳水化合物 55% ～ 65%。

对于天天不吃菜，只吃肉蛋奶的孩子来讲，看似吃的都是好东西，但孩子经常大便干，舌苔厚，老上火，也经常呼吸道感染、扁桃体发炎，发育不一定很好，头发也无光泽，还经常患过敏性疾病。至于药物调理，这类孩子十之八九都是食积内热体质，一般需要清热解毒消食，但临床上要根据具体体质来进行调理，这些就需要交给医生来解决了。

让孩子远离白血病，一定要看看这四条

前阵子有位妈妈在微信里留言，询问白血病的问题。我很同情，也很难过，希望我们每个家庭的宝宝都能健健康康地成长。我们现在的社会，其实科技发展处在非常初级的阶段，对很多疾病都无能为力。

所以，一位医生死后，让人在他的墓碑上刻下三句话："有时，去治愈；常常，去帮助；总是，去安慰。"

对于家长，如何做好预防，让孩子不生病，是我一直强调的一种理念。尤其是恶性疾病，比如白血病，发生在哪个孩子身上，对整个家庭都是毁灭性的打击。所以，希望每位家长都了解一下白血病的诱因。

关于这个问题，何老师请教了一下河南中医药大学第一附属医院血液肿瘤科的王涛博士。王博士说，白血病是儿童常见的恶性肿瘤之一，其发病率居于儿童肿瘤之首，现在，白血病的发病率在孩子中正呈现逐年增高的趋势，这给许多家庭带来了极大的痛苦。

我们一定要重视儿童白血病，尽管儿童白血病发病的确切原因尚不明确，然而一些诱发因素却不容广大家长朋友们忽视，为了拥有一个健康的孩子，家长们要注意诱发白血病的因素，避免亲手葬送了自家宝贝的健康，甚至生命。

新房、新家具等装修污染　在白血病的诱因中，装修污染为罪魁祸首，在装修好的新家里，墙壁以及新家具上的油漆含有苯等化学物质，这种化学物质可导致白血病。家长一定要避免让孩子过早在新房里居住。

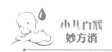

零食，未经检验的零食　俗话说"病从口入"，现在市场上很多儿童零食未经过检验而流入市场，其中致癌物质含量超标。因此，要避免孩子食用未经检验的零食。

放射线辐射　研究证明，一次性接触大剂量或多次接触小剂量的放射线辐射可导致白血病，日本广岛、长崎原子弹爆炸后，其居民白血病的发病率高出其他地区 17 ～ 30 倍。孩子一定要远离放射线辐射，怀孕的准妈妈为了生一个健康的宝宝，也绝对要远离放射线辐射。研究表明，电磁场不会导致白血病，所以我们不必担心电磁波。

病毒感染　白血病的发生与平时接触的病毒有关，病毒对某些动物（猫、牛、鸡、鼠等）的致白血病作用已得到证实。广大家长朋友们，注意孩子的卫生，一定要让孩子勤洗手。

让孩子远离恶性肿瘤，看看这几点

虽然儿童恶性肿瘤的发病率比较低，但是发生在哪个孩子身上，对整个家庭来说都是无法承受的打击。近年来，恶性肿瘤在儿童身上的发病率却逐年升高。是什么原因导致儿童得了恶性肿瘤呢？

儿童常见肿瘤有以下几种：白血病（最常见），脑肿瘤（发病率仅次于前者），恶性淋巴瘤，各种实体瘤（神经母细胞瘤、肾母细胞瘤、肝母细胞瘤、骨肉瘤等）。下面为大家解读一下小儿恶性肿瘤的诱因。

小儿白血病的诱因已经为大家分享过，这里就不再多说了。

脑肿瘤　脑肿瘤的发病原因主要有两个方面：一是胎儿在母体内发育过程中受到种种影响，导致基因突变，从而导致脑肿瘤的发生。包括父母长期吸烟、酗酒或者长期暴露在高危环境中，受到电离辐射、接触致癌物质或感染病毒，因此在怀孕过程中要远离这些因素。广大家长朋友们也要保护好自己的孩子，让我们的孩子也要远离这些因素。二是父母基因存在缺陷，导致胎儿在受精卵时期就就有发生恶性肿瘤的高危因素，因此怀孕的准妈妈要注意产检，提前确诊，适时终止妊娠，以避免给家庭及社会带来负担。

<u>恶性淋巴瘤</u>　恶性淋巴瘤的诱因：①遗传因素；②药物，某些药物进入机体内会导致机体发生变态反应，诱发细胞癌变，注意，不要给孩子乱用药；③放射线辐射，怀孕期间受到电离辐射也会加大婴儿发生癌变的概率；④环境污染，很多致癌物质通过胎盘进入胎儿体内，引发细胞发生突变，造成日后发生癌变；⑤病毒感染，研究表明 EB 病毒感染可能与发病有密切关系；⑥吸烟，孕妇一定避免吸烟或吸二手烟，因为吸烟或吸二手烟的孕妇其子女日后淋巴瘤的发病率会增加 50% 以上。

<u>宝爸们一定要注意，不要让孩子吸二手烟</u>　看来，无论小儿的脑肿瘤还是恶性淋巴瘤，都跟宝爸抽烟有一定关系，因此，宝爸们一定要注意，不要让孩子吸二手烟，妻子怀孕期间也最好把烟戒掉。另外，虽然食物与肿瘤的发生尚无明确关系，但过多地进食垃圾食品对身体有百害而无一益，所以广大家长朋友们应该控制孩子吃膨化食品、喝饮料，保持健康饮食。

小儿地图舌两大原因：
一是胃阴不足，二是缺微量元素

有些家长陪孩子玩的时候无意中会发现，孩子舌头上的舌苔好像脱落了几块儿一样，像张小小的地图；还有些孩子的舌苔像是干裂的土地一样，有很多裂纹。这些都被称为地图舌。我们医院儿科的成淑凤主任医师说："舌为五脏之外候，通过舌相可以看出五脏六腑的病变。"

小孩子的地图舌，多跟胃阴不足有关。胃阴就是胃里的津液，胃阴不足，阴不制阳，胃里就会有火有热。胃火上行到口中，影响到舌苔，就会形成地图舌。因为有胃火，所以这类孩子大多还会伴有口干、爱喝水、肚子胀、大便干等问题。

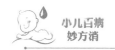
既然胃阴不足，我们可以给孩子清清胃热。胃里没热了，胃阴的消耗就没有那么大了。家长们可以到药店里给孩子买点石斛、麦冬、山楂，用开水泡上几分钟给孩子当水喝。

石斛归胃、肺、肾经，有益胃生津、滋阴清热的作用。麦冬有益胃生津、养阴润肺的作用，《医学衷中参西录》言其"能入胃以养胃液，开胃进食，更能入脾以助脾散精于肺，定喘宁嗽"。上面这两味中药都有滋胃阴的作用。最后一味是山楂，这个家长们都比较熟悉，健胃消食。孩子的食积消下去了，胃里没有热了，消耗的胃阴自然少了。

门诊上发现，还有一些孩子的地图舌跟缺乏微量元素锌有很大关系。家长可以带孩子到医院做一下微量元素检查，如果是缺锌的话，在医生的指导下补充一段时间就可以了。

孩子该不该吃抗生素？
以下4种情况提示细菌感染，可以用

现在家长们在孩子感冒发烧的时候，不愿意给孩子用抗生素。这其实是个好现象，说明宝爸宝妈们科学育儿的意识正在提高。但是，我们也不能从一个极端走向另一个极端，完全拒绝抗生素。

我们医院儿科主任医师宋桂华说，孩子通过血常规等检查，以及医生的综合判断，确诊是细菌感染，达到使用抗生素的指征，这时候使用抗生素，对孩子的病情有帮助，那当然就可以使用抗生素进行治疗。

孩子感冒、发烧、咳嗽了，到医院后一般大夫会建议孩子做一个血常规检查，来判断孩子是不是细菌感染。那么，拿着血常规检查单，如何判断孩子是不是细菌感染呢？宋桂华主任说，当以下4项指标偏高的时候，就会提示细菌感染。

白细胞高　白细胞，是人体与疾病斗争的"卫士"。当病菌侵入人体体内时，白细胞能通过变形而穿过毛细血管壁，集中到病菌入侵部位，将病菌包围、吞噬。如果体内的白细胞数量高于正常值，很可能是身体有了炎症。

如果血常规检查发现白细胞数值高的话，多提示为细菌感染。

中性（粒）细胞比率高　中性粒细胞，家长们相对陌生一些，其实它是白细胞的一种。白细胞有很多种，比如中性粒细胞、嗜酸性粒细胞、单核细胞、淋巴细胞等等。

中性粒细胞有吞噬、杀菌作用，它如果出现，多提示是急性或化脓性感染。前阵子有位宝妈就留言问，为什么俺孩子行血常规检查，白细胞不高，却给用了抗生素呢？后来又问了一下医生，原来是中性粒细胞比率偏高，提示细菌感染。

另外，有些有支原体感染的孩子，会出现中性粒细胞比率偏高。

C反应蛋白（CRP）高　C反应蛋白也是个专业术语，很多家长不认识。其实，C反应蛋白是人体受到感染或组织损伤时血浆中一些急剧上升的蛋白质，是一种急性蛋白。家长要记住，它是一种非特异的炎症标志物。

所以，C反应蛋白高的时候，一般也要考虑炎症。

降钙素原高　降钙素原是一种蛋白质，当出现严重细菌、真菌、寄生虫感染以及脓毒症等情况时，它在血浆中的水平升高。这也提示有细菌感染。

当出现以上四种情况之一的时候，再经过医生的综合判断，比如有些孩子肺部有湿啰音、扁桃体发炎等，这时候可以用抗生素治疗。

该用抗生素的时候家长也不要盲目拒绝　最后，宋桂华主任说，总的来讲，门诊上孩子生病时，大部分是病毒感染，是不需要用抗生素的。但是，如果经过检查，该用抗生素的时候，家长也不要盲目拒绝。前阵子门诊上就出现一个孩子，来的时候发烧了，烧得不高，38℃左右。但是检查的时候发现，一碰孩子的耳朵，孩子就哭闹，后来确诊患有中耳炎，开有抗生素和中药。

家长觉得孩子烧得不高，没必要用抗生素，就私下里没给孩子吃。结果后来孩子反复发烧，再到医院看的时候孩子已经鼓膜穿孔了。

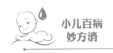
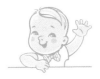 # 孩子荨麻疹反复发作怎么办

有些家长带孩子到户外玩耍回来后发现，孩子身上出现了大小不一的红斑。皮肤痒得难受，小孩子有时候忍不住用手去抓，会抓出一条条的血红"道道"。这其实就是荨麻疹。

还有一些孩子得了荨麻疹，反复发作，让宝爸宝妈痛苦不堪。上医院刚治好，过一阵子孩子身上又出红疙瘩了。

河南中医药大学第一附属医院儿科主任医师赵坤说，小儿荨麻疹是一种比较常见的疾病，它的原因很多。有些是感受外来的风邪、风寒所致，所以它又叫"风团"或者"风疹团"。还有一些跟孩子接触到过敏原有关，比如，有些孩子对奶制品、鸡蛋、海鲜等一些食物过敏，还有些孩子吸入了花粉、真菌、皮屑、孢子等过敏物。

现在夏天到了，户外的蚊虫等也多了起来，还有些孩子的荨麻疹跟小虫子的叮咬有关，这一点家长要做好防护。还有一些孩子的荨麻疹原因更为复杂，属于顽固性荨麻疹。

在门诊上，小儿荨麻疹多为过敏性荨麻疹，因此孩子出现荨麻疹的时候，家长要注意，最好带孩子到医院去进行过敏原检查，看看是对什么物质过敏，能避免的要尽量避免，同时积极配合医生进行治疗。在荨麻疹的治疗方面，中药的临床效果还是很不错的。

小儿荨麻疹的家庭护理也非常重要。家长要注意，不要让孩子吃过多的肉、蛋、奶，要注意饮食营养的均衡。要保证孩子充足规律的睡眠，加强锻炼，增强孩子的抗病能力。有过敏史的孩子尽量少去树荫、河塘等昆虫较多的地方。

荨麻疹会引起皮肤瘙痒，因此家长要注意，保护皮肤的卫生、干燥，经常给孩子剪指甲，不要因反复抓挠导致继发感染。如果孩子感觉瘙痒难忍，家长可以让医生开一些外洗的药物进行控制。

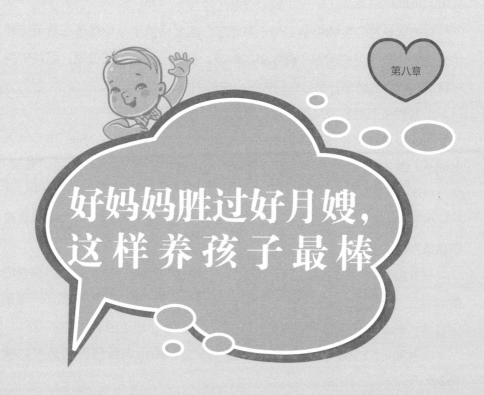

第八章

好妈妈胜过好月嫂，
这样养孩子最棒

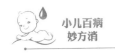
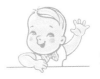

父母必须知道的给孩子接种疫苗的 9 个问题

有位宝妈在卫生防疫站工作十多年了，何老师挑了 9 个孩子在疫苗接种中遇到的比较常见的问题，请她做了解答。作为一个孩子的爸爸，这其中有一些是我心中的困惑，想必也是大家心中的困惑。

1. 接种疫苗后发烧应该如何处理？几天不退烧应该就医？

一般发烧如果是疫苗接种引起的，72 小时可自行缓解，体温 38℃以下多喝水，并注意保暖，超过 38℃可以用退烧药，如果 72 小时以后仍发烧，建议就医。

2. 接种疫苗后会有过敏反应么？如果有过敏，如何处理，多久不恢复应该就医？

一般疫苗接种后都有不良反应，最常出现的有发热、皮肤过敏，或者注射部位红、肿、热、痛。注射部位肿可以用温毛巾热敷；过敏性皮疹一般是区域性、一过性的，72 小时会自行消退，如果 72 小时不消退，建议就医。

3. 生病时吃药几天后才能接种疫苗？正在服用调整肠胃的药可以接种么？

一般孩子过了半岁容易生病，在生病吃药期间，都不可以接种，痊愈后停药一周至两周以后可以接种。口服调整肠胃的中药期间也不可以接种。仅服用微量元素之类的药物时可以接种。

4. 流感疫苗需要打吗？能防治什么感冒？

流感疫苗用于预防流行性感冒，一般流行性感冒多发于每年的 3 ～ 4 月、9-11 月。流感疫苗用于任何可能感染流感病毒的健康人，每年在流行季节前接种一次，免疫力可持续一年，但是对于一般的感冒是没有作用的，如果孩子每逢流行性感冒的季节都多次感冒，且无法避免，建议每年的 9 ～ 10 月份注射流感疫苗。

5. 疫苗有没有必要打进口的?

国产疫苗和进口疫苗基本上没有什么区别，同种疫苗预防的病都是一样的。

6. 疫苗非常多，该不该接种，有没有标准?

一类疫苗都得接种，二类疫苗可选择。

7. 给孩子接种疫苗时有没有遇到触目惊心的问题?

我工作十几年，没有见过因为接种疫苗而发生的较大的问题。一般注射后都告知家长，要在医院观察半小时才能离开，以防有突发事件。仅有一小部分孩子晕针，一看到针，就呼吸急促，体温上升。一般接种过后，给孩子喝点葡萄糖水，十多分钟就会自行恢复。

8. 孩子出现哪些情况时接种疫苗要拖一拖?

孩子感冒、发烧、咳嗽、流涕、拉肚子时都不能接种疫苗，还有新生儿黄疸时也不可以。

9. 孩子接种疫苗后多久能洗澡?

尽量 3 天后再洗澡。

妈妈要会看，孩子生病的 11 个苗头

天气转凉，小孩子难带，爱生病，但生病之前总有点先兆，妈妈如果能早发现，在疾病出现之前就进行食疗，防未病，那孩子就能少受好多罪。

中医也说"望而知之谓之神，切而知之谓之巧"，啥意思呢? 通过观察就能发现病情的是神医，通过切脉（就是号脉）知道病情的是巧匠。

看精神 孩子一般情况下都很活泼，特别是男孩子，那是上蹿下跳的，如果一直挺活泼的，忽然有点精神不振，那赶紧给孩子量量体温，看看是不是哪里不舒服。

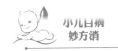
看眼睛　如果眼睛黑白分明，有精神，这孩子就好得很。如果孩子眼角有黄色的眼屎，而且粘住睫毛，或者眼角有点红，那就是孩子肝火旺了，给孩子喝点芹菜汁、丝瓜汁、白萝卜汁、绿豆汤之类的，严重的来点菊花茶，很快就好了。

孩子睡醒忽然不精神了，迷迷糊糊地睁不开眼睛，或者眼睛变得很小，再加上口气重，食欲不振，那多半是吃多了，给孩子煮点白萝卜水、莱菔子水、山楂水都可以，尽量饮食清淡，少吃点。

看鼻子　孩子忽然有点鼻塞，影响呼吸，先排除是不是有鼻屎，有的话用湿棉签轻轻弄出来就好了。如果不是的话，那就是感冒的前期症状，这时候给他煮点大米粥，或者葱白水，趁热喝下，出出汗，按按迎香穴很快就好了。

孩子有点流清涕，那是已经感冒了，给孩子多喝水，喝粥，粥里可以放上 3 个葱白，趁热喝下，给孩子推推三关，掐掐合谷穴，两三天也就好了。

看嘴唇　如果孩子嘴唇干、裂或者唇色很红，有点内热，那是喝水过少了，秋季干燥，多喝水，吃点梨、甘蔗、银耳、藕之类的。

如果孩子经常唇色发白，没光泽，一般都是有点贫血，营养不良，给孩子每周吃一次鸡肝，两次动物血，平时多吃木耳、海带之类的，很快会有好转。

看舌头　如果舌尖发红或者口腔溃疡，那是心火过于旺盛了，给孩子煮点莲子水、麦冬水之类的，就好了。也可以多吃柑橘类的水果，补充点维生素 C，也很有帮助。

看舌苔　如果舌苔黄、厚，有口气或者地图舌，那是脾胃有热，并且有点食积了，喝点白萝卜水、大麦芽水、谷芽水都可以，也可以来几个酵母片吃吃。带孩子多锻炼身体，对肠蠕动会很有帮助。

看小便　小便次数忽然变多，一会儿一次小便，或者小便色变得黄了，那就是大家爱说的"小肠火"了，这时候让孩子多喝水，多吃水果，喝莲子水、淡竹叶水、百合水都可以。

看大便　有的孩子大便一直正常，忽然变得前干后稀，后半部分不成型，这主要是脾虚和菌群失调所致，给孩子煮点山药小米粥、喝点益生菌酸奶都可以。

摸小手　拉着孩子的手，如果感觉孩子手心是温的，这很正常，如果手心发热，孩子就是有内热了，你不清内热，孩子多半会大便干，给孩子喝点白萝卜水，多吃点胡萝卜、芹菜、绿豆芽之类的就好。

看温度　一般孩子的体温，只要不超过 37.5℃ 就是正常，得因人而异。如果孩子精神好，多喝水就好；如果孩子精神不振，迷迷糊糊的，得注意这是温度正在上升，如果上升的趋势很快，尽快带孩子去医院，以免误了病情。

看咳嗽　冬春季节比较干燥，孩子们大多喝水又少，容易咳嗽，但有时候一天咳嗽一声两声的，没必要给镇咳药，因为咳嗽也是身体的一种排毒方法。可以给孩子吃点滋阴润肺的食物，像银耳、百合之类的煮水。但如果发现孩子咳嗽的声音像铁器在一起击打一样，或者有喘的声音，应尽快就医，这些都是肺炎、气管炎的先兆。

孩子频繁眨眼为哪般？看看眼科专家怎么说

俗话说"眼睛揉不得沙子"，当眼睛受到外界的刺激后，会不自觉地进行自我保护，通过眨眼挤出眼睛的异物，如果您发现身边的孩子有频繁眨眼的现象，要多加注意、留心观察了。有哪些原因会让孩子频繁眨眼呢？

孩子的坏习惯　孩子处在求知欲比较强烈的时期，可能受了其他事件的影响，觉得眨眼比较好玩，并没有其他的不舒服，家长可以和孩子沟通一下，为什么眨眼，询问孩子眼睛有什么不舒服的。

眼表结膜炎　秋季是结膜炎的高发季节，家长仔细观察一下孩子的眼睛，球结膜可能会有红血丝、畏光、流泪，眼睛可能也会有一些分泌物，如果孩

子患了结膜炎，眼睛会不舒服，通过眨眼来进行自我保护。

非感染因素 非感染因素是造成频繁眨眼的常见因素，如空气污染、照明不足、风沙、强光、长期看电子产品，也会引起频繁眨眼，眨眼过频也可能是慢性泪囊炎、睑腺炎、睑内翻、睑外翻等情况引起。

屈光不正 孩子眼部出现了近视、散光、远视等情况，也会通过眨眼来调节眼肌，这样能让视力更清晰。

倒睫 睫毛向眼球方向生长，刺在了角膜与结膜的表面，睫毛内翻，接触眼球后使人产生不适应感，迫使孩子不停地眨眼。倒睫多发生于儿童，而且多为先天性的。

用眼过度 伴随着时代的进步，电子产品成了很多儿童的玩具，玩游戏，看电视，在钢筋水泥筑就的城市，孩子的视野越来越多地受到局限，预防孩子近视，家长应多带孩子亲近大自然。

身体的其他疾病引起 孩子的眨眼由不得自己控制，还伴有身体其他部位不自觉的习惯和动作，家长要高度注意了，比如说儿童抽动症，不自觉地眨眼也是先兆。要及时带孩子到专科医院进行检查。

当你家宝贝出现频繁眨眼时，一定要注意哦，分析是哪种原因引起的，要及时带孩子去医院就诊，别耽误了病情，延误了治疗。

你能通过孩子的哭声知道他在说什么吗

宝宝不会说话或者语言表达能力不强的时候，总爱用哭来表达自己，但大人往往听不懂，弄得焦头烂额。孩子饿、渴、冷、热、不开心、环境不舒适都会哭，如果你满足了他们的要求，他们一般不会再接着哭的，这需要妈妈细心观察，及时满足孩子的需求。

一般家里老人爱说，小孩没事干，哭哭就是干活的，锻炼肺活量。但是如果孩子有以下任意一种哭声，都是非正常的，妈妈们要提高警惕。

阵发性剧哭　孩子平均每隔 10 ～ 20 分钟，就发出一阵剧烈哭闹，两三分钟之后，又恢复正常，伴有精神不太好、躁动不安的情况，如果再有呕吐症状，估计是孩子肚子疼，有肠胃方面的疾病，应立刻带孩子看医生。

连续短促的哭声　这种哭声明显比平时的声音要低、短、急，好像喘不过气来，同时表情痛苦，这是缺氧的表现。出现这种情况时，应把孩子的衣领解开，各种束带打开。很多人爱给孩子穿了一层又一层，不光热还紧，孩子会十分不舒服，建议给孩子穿衣服不可过多，应尽量舒适。

低声呻吟　孩子的哭声很微弱，哼哼唧唧的，有气无力，如果有这种情况，赶快看孩子是不是发烧，或者哪里不舒服，若有异常应尽快就医。

睡中哭　孩子睡一会儿哭一会儿，翻来翻去，可能受了惊吓或是胃不舒服，建议妈妈赶快查明原因。

尖声哭泣　孩子忽然发出和平常不一样的哭声，声调高、来得急、消失得也快，这一般是孩子哪里疼的表现，建议妈妈们注意。

孩子不听话就对了，听话就傻了

近几个月以来，我发现，自己跟孩子讲得最多的话就是"宝宝你要听话"，或者"你怎么老是不听话"等等。小孩子有时候能让大人十分恼火，让他做什么偏不做什么，不让他做什么非做什么，有时候真想甩巴掌揍这小子一顿。

后来我在群里跟大家聊天的时候，发现很多宝爸宝妈们都有类似的苦恼！

我们应不应该让孩子变成"乖宝宝"，或者言听计从的宝宝？

先跟大家分享一则我曾经看过的笑话吧，名字叫《不听话的儿子》。

儿子五岁了，还不听话，一天晚上妈妈就吓唬他说，再不听话，我就把你收回肚子里，不让你出来玩。儿子说，你要敢把我收回肚子里，我就在里边使劲踢你。妈妈顿时无语凝咽。

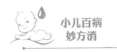
我就孩子听话的问题请教了我们医院临床心理科的谢正大夫。谢大夫说，孩子不听话是一个"不是问题的问题"。

说它不是问题，是因为孩子不听话归根结底是一种生理现象。孩子不听话是叛逆的表现，这跟体内雄性激素分泌多少有关。不管是男孩还是女孩，体内都会分泌雄性激素，雄性激素在心理上更易让人追求个性突出、冒险和挑战，而雄性激素分泌量在生长过程中是处于不断变化状态的，有时多、有时少，而分泌多的时候孩子往往会出现叛逆行为，其中最典型的就是青春期叛逆。也就是说，孩子的行为从生理角度来讲没有对错，只是表现出的行为在父母眼中产生了对错。

说它是问题，是因为人都具有社会属性，人和人只要交往、相处，就会彼此影响。孩子到了三岁左右，心理发展出现独立的萌芽，自我意识开始发展，有了自主的愿望。这是孩子个性形成的关键期，爸妈教养态度正确与否，将直接影响到孩子良好的个性品质的形成。

在以前家长式的教育模式中，家长拥有绝对权威，孩子不听话就打一顿、骂一通，这非常不好。孩子虽小，也有自尊心，他们渴望得到的是父母的理解和支持，而不是父母毫无情面的批评。从某种程度上来说，父母的唠叨和吼叫会激活他们内心的叛逆因子，催化他们的叛逆行为。

此时，父母最需要做的其实是和孩子用心沟通。沟通是一门学问，特别是和孩子沟通，家长首先要放下身段，把自己也当成小孩，这样才能和孩子拉近心与心之间的距离，切忌用专制、权威口吻规范孩子的举动，这时孩子根本听不进去。

其次是投其所好，和孩子做朋友，经常和他做一些他喜欢的小游戏，然后想办法在游戏中让他对你心服口服，最后一步一步地和他说你想说的话。只有孩子把你当成他可以信任的人，他才会听进去你的话，也愿意说出他想说的话。

总之，孩子不听话，家长不要觉得这是一种问题，反抗心理的产生是孩子成长的正常过程，具有一定反抗心理是健康发育的表现。在这个过程中，家长只需要给孩子提供理解、沟通、真诚和关爱。

 **孩子爱哭闹、爱发脾气、注意力不集中，
因为这东西吃太多了**

如果你的孩子经常情绪不稳定、爱哭闹、易怒、爱发脾气，你知道是什么原因吗？

告诉你，很可能是甜食吃多啦！

这可不是开玩笑的哦！爱吃甜食是孩子们的天性，有许多小学生的书包里可能天天会藏着棒棒糖、蛋糕、巧克力等种类繁多、五花八门的甜食。

儿童吃甜食过多易引起肥胖、龋齿、糖尿病、高血压等慢性疾病，这已被许多家长所熟知；但是，儿童吃甜食过多会影响神经活动和智力发育，却不为家长所知。

现在有一种儿童疾病叫"甜食综合征"，又名"儿童嗜糖性精神烦躁征"，顾名思义，这种疾病就是吃甜食过多造成的，它的主要临床表现为精神不集中、易怒、烦躁不安等，正在上学的孩子还会表现为上课注意力不集中、学习成绩不佳等。

那么，吃甜食过多为什么会引起精神烦躁呢？这主要是因为甜食在体内转化为葡萄糖进行氧化，成为二氧化碳和水，同时释放出能量。葡萄糖的氧化反应需要含有维生素 B_1 的酶来催化。如果长期吃进过量的食糖，机体就加速糖的氧化，消耗大量的维生素 B_1，使它供不应求。

而人体自身是不能合成维生素 B_1 的，全靠从食物中吸收，由于大量吃甜食，影响食欲，造成含维生素 B_1 的食物摄入不足，最终影响葡萄糖的氧化，产生较多的氧化不全的中间产物（如乳酸），这类物质在脑组织中蓄积，就会影响中枢神经系统的活动，发生精神烦躁，引起"甜食综合征"。

因此，如果发现自己的孩子学习不好、情绪不稳定、爱发脾气，一定要

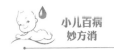
想到是摄入甜食过多在作怪。家长一定要控制孩子甜食的摄入量，积极诱导其多吃含有维生素的食物，特别是含有维生素 B_1 的食物，如花生、豆类、糙米、瘦肉等。若是维生素 B_1 缺乏症状明显，可在医生指导下口服或注射维生素 B_1，并增加体育锻炼，这样才能保证孩子的健康成长。

 ## 导致孩子生病的 11 大罪状，你们占了几条

现在的孩子可真难带，今天发烧，明天感冒，后天又咳嗽的，这是为什么？请家长们先问问自己，下面这些错误，你犯了几条？

罪过一：吃得过饱　每天孩子不想吃了，还追着喂？孩子睡觉前还硬塞一肚子？你自己可以试试，睡觉前喝两碗粥躺下，自己是不是胃发胀？是不是睡不着？睡觉时胃肠蠕动会变得非常慢，如果睡觉前吃东西，会引起食积、消化不良、肚子胀。建议孩子在睡觉前一小时之内尽量不吃东西。

罪过二：穿得过暖　初秋，天气还很热，很多孩子已经穿上秋衣秋裤、运动服了，更有甚者还有穿保暖衣的，孩子一动，额头直出汗，再一遇到凉风，立马流涕、咳嗽。还有的家长，天一有点凉就不敢让孩子出门了，这样孩子越发不能见冷空气，一见冷空气就咳嗽流涕。

罪过三：吃得过甜　现在的孩子大都喜欢吃甜食，这种习惯也十分不好，因为过甜伤脾，会造成脾胃功能差、生痰、爱咳嗽，特别是睡觉前不能吃甜的，一吃甜的一准儿躺下会咳嗽，而且对牙齿不好。糖类还影响钙的吸收，生活中尽量少吃。

罪过四：零食过多　现在生活条件好了，孩子想吃啥，家长就给买啥，这造成孩子一天到晚地在吃东西。先说说这些零食吧，不管它的成分是什么，光说里面那么多食品添加剂，吃到肚子里面积少成多，会变成多少有害物质？再说说这种流水式的吃法，对脾胃的伤害更是不容小视，你吃着东西，胃一直在分泌胃液，消化食物，你这么没完没了地吃，胃根本就没有休息的

时间，时间长了就会得胃病。

罪过五：饮料当水喝　现在很多孩子都爱喝饮料，很少喝白开水。这个习惯很可怕，水是帮助身体进行新陈代谢的，促进体内毒素的排泄，而且构成细胞和体液，对肝脏和肾脏的帮助都很大。你这么天天喝饮料，别说给身体帮忙了，肝和肾还得帮着解毒。久而久之，对身体的伤害是十分可怕的。

罪过六：副食当成主食吃　现在生活条件好了，一般家庭都是顿顿不离肉。这种饮食习惯很不好，孩子脾胃功能差，根本无法消化过多的肉类，吃多了容易积食，应该饮食清淡，每周吃肉不超过三次，多吃全谷类、蔬菜、水果类的食物。

罪过七：蔬菜吃得太少　许多孩子都不爱吃菜，原因是小时候没有养成吃菜的习惯。家长在孩子应该练习咀嚼的时候，一直给孩子吃流质食物，大了以后不愿意咀嚼。蔬菜里面含有很多的胡萝卜素、叶酸、B族维生素、维生素C，这些都能够促进生长发育和提高免疫力，蔬菜摄入不够，很容易免疫力低下。

罪过八：过于干净　现在生活条件好了，大多家长爱干净，每天用消毒水拖地，不让孩子接触一点灰尘，这样不对，如果孩子长期处于无菌的环境，就慢慢没有能力抵抗各种细菌的侵入，就像国家的防卫军，经常不演习，时间长了，不会作战了。让孩子平时玩玩土，玩玩泥，多跑跑，反而身体更健康些。

罪过九：有点小病就输液　现在小孩一流涕、感冒，大人就坐不住了，立即要求输液，殊不知感冒、发烧都是身体的防卫军正在和病毒作战，然后通过升高体温消灭病毒，通过流涕、咳嗽来排出毒素。其实在症状很轻的情况下，你不理它，身体经过一个星期的奋斗，一样可以把病毒打败，自行恢复健康，最多吃点药，不要动不动就输液。

罪过十：不晒太阳　孩子正是长身体的时候，如果每天宅在家里，不见太阳，会影响维生素D的合成，造成缺钙、抵抗力差，影响孩子的正常生长发育。

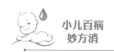
罪过十一：缺少运动　现在家家户户就一个小孩，一般都舍不得放下，总是抱着，其实这样不好，让孩子多活动活动，既促进肠蠕动、帮助消化，又能增强身体素质，每天坚持锻炼身体，孩子的身体素质会发生很大的改善。

给孩子喂奶，为什么一次不能超过 15 分钟

很多妈妈给孩子喂奶，只要孩子在吸，就会一直给孩子喂，生怕孩子吃不饱。所以，有的妈妈甚至给孩子一喂就是半个小时。孩儿他娘？累不？

累并愿意着！

但是，这是不正确的。首先，小孩子吃饭不知道饥饱，睡觉不知道颠倒，你给了他肯定要吃。其次，有时候小孩子含着乳头并不是真正意义的在吃奶，而是在玩儿。咱们经常见到很多孩子到三四岁了，还喜欢"摸饭饭"，这个词你懂的。

所以，经验丰富的月嫂会建议，妈妈们给孩子喂奶的时间，一次不要超过 15 分钟。这其中的好处很多。对于孩子来讲，每次时间不超过 15 分钟，这是一种信号，不好好吃就没了，孩子养成了习惯，吃奶就会比较认真。对于妈妈来讲，喂奶时间过长，乳房得不到充分的休息，不利于乳汁的分泌。

所以，妈妈们从一开始就要养成一个好的哺乳规律，让孩子养成好习惯，吃奶的时间控制在十五分钟左右。

还有一点要注意，家长不要让孩子养成尿完就吃的习惯。很多妈妈们觉得孩子尿了，肚子肯定饿了，然后就给孩子喂奶。有时候孩子尿得频繁一点，妈妈们喂得也比较勤，结果造成了奶水不够，又要加冲奶粉。

这样的孩子，容易吐奶，或者因为奶积而生病，患感冒、发烧、腹泻、便秘等常见病。所以，小便不是判断孩子饥饿的标准，要养成给孩子定时喂奶的习惯，就像大人一天三顿饭一样。

宝宝为啥爱生病？如何建立强大的免疫力

现在很多宝宝每到换季定感冒，每次流感跑不掉，身体隔不久就要闹，这到底是怎么了？医生爱说，孩子免疫力低下，长大就好了。那这到底是个啥概念？为啥我们总是免疫力低下？免疫力应该如何提高？

免疫系统是怎么工作的呢　我们的免疫系统平均每周更新一次，在遭遇病毒攻击的时候，能在一分钟之内制造出 20 亿个新的免疫细胞，一旦有外敌侵入，我们的身体会迅速制造出我们的防卫军——免疫细胞。

免疫细胞各有分工，第一批出场的免疫细胞，它们的任务是缠住外来侵入者，不让它侵入我们的细胞内部，并呼唤同伴；第二批出场的负责杀死病毒；第三批负责吞噬掉它们的尸体。

所以我们生病的时候，做血常规检查，会出现白细胞增多、吞噬细胞增多等情况，那是身体在制造这些细胞，杀灭外敌。这是多么美妙的事情！一般感冒是病毒性的，如果这时候咱不由分说，上来就给抗生素，37℃多点就给退烧药，那身体简直摸不着头脑了，本来通过体温升高、咳嗽、流涕，甚至疮肿等各种形式可以排除体内毒素的，咱一上来把温度降下来了，不由分说把有害菌有益菌全杀死了。时间长了，反而菌群失调、免疫力更差。

那如何能使咱们的免疫力更加努力地工作呢？

我们要做的就是通过正确的饮食、积极的心态、健康的生活方式，提高我们身体的防御外敌入侵的能力。

日常生活中如何帮助身体提高免疫力呢？

选择自己适宜的饮食规律　其实这一点非常重要，人与人不同，所需要的食物不同。很多妈妈都有这个感受，别人家小孩整天大鱼大肉都没事，我家孩子半个鸡蛋吃下去，就受不了了。为什么有这种差异？

科学研究成果表明，饮食的规律与血型以及遗传都有很大关系。有人就是需要那么多蛋白质，有人就是消化不了。摸索自己宝宝独特的饮食规律，

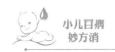

至关重要。因为只有选择自己合适的食物，拥有一个强健的脾胃，免疫系统才会增强。

保持愉快的心情　心情紧张、生气、沮丧、悲痛都会抑制免疫系统，有这些负面情绪的时候，身体的正常功能就会受到影响，所以经常保持愉快的心情，对身体的健康和免疫力都有促进作用。

平时建议妈妈们多带宝宝参加户外活动，日常用温和的态度看待宝宝的"惹火"行为，正确引导宝宝从小塑造开朗的性格、愉快的心情、积极向上的心态，对孩子免疫力的提升和一生的帮助都非常大。

积极正确的体育锻炼　正确的锻炼可以使免疫细胞的个数增加，平时多做轻松的有氧运动，比如散步、打拳、打球、慢跑等，每周坚持五天以上、每次十分钟以上、每日累计半小时以上的运动，都可以促进免疫细胞的增加。

运动可以产生快乐因子，使宝宝经常保持愉快的心情，又能提高身体素质。坚持一百天的体育锻炼后，就能感觉到宝宝的体质明显增强了。

什么食物可以激发免疫力　平时多摄入含维生素 A、维生素 C、维生素 E、B 族维生素、铁、锌、镁的食物。各种营养素一定要团结合作，才能充分发挥其功效，提高免疫力。这些营养素在全麦、坚果、豆类、海产品、动物内脏、青菜、水果中含量较多，平时要让宝宝营养均衡，不挑食，才能使身体全面吸收营养，充分激发我们的免疫力。

另外，补充益生菌能够争夺致病菌所需的营养素，还能积极地激活免疫系统，可以适当多吃含益生菌的食物，比如益生菌酸奶、发酵豆、发酵面点之类的。

小病可以选择自愈　平时孩子有点小感冒比如流涕、轻微咳嗽、发烧在37.4℃以下，可以选择自愈。一般感冒都是病毒引起的，在人尚未意识到自己被感染的时候，身体的防卫部队就已经开始作战了，它们通过复制免疫细胞、升高体温、轻微咳嗽排出毒素，把淋巴细胞派到淋巴结、扁桃体等地方去消灭病毒，所以人体会出现扁桃体发炎。

这时候让孩子多喝水，注意休息，饮食清淡，加以推拿按摩或小食疗方，很快就会康复。身体经过与病毒、细菌的较量，发现没有外力帮助，只有靠自己，免疫力越发努力工作，人体越不容易生病了。

但如果发现孩子咳嗽带喘音、发烧超过 38℃，或者发烧时的温度上升趋势较大、发烧伴有呕吐等症状，不可粗心大意，要尽快就医。

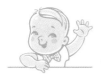 ## 小孩子"可以饿饭，不能饿水"，为啥

作为家长，会非常关心自己的孩子一天要喝多少水。成人一天正常喝水的量应当是正常尿量加 500 ~ 700 毫升，那小孩子呢？

河南中医药大学第一附属医院肾病科的张翥博士在这里告诉大家，也是这个数量！很多人听了会吃惊，乖乖哩，小孩子怎么大一点儿，一天敢喝恁些水呀？

没错！

原因之一：水在小孩子身体中的比例更高！

大家知道吗？为什么小孩子看着那么水灵？看着都像能捏出水来一样？成年人的皮肤看着就差远了。因为小孩子体内的水比重比较高。水在成人体内的比重约为 55%，而在小孩子体内的比重可达 60%。

明白了吧！所以，对于女人来讲，要想皮肤好，每天一定要保持正常的饮水量，这比往脸上拍多少化妆品都管用。

原因之二：小孩子代谢快，尿得勤！

咱们当家长的会很好奇，小孩子的尿怎么那么多，一会儿要水喝一会儿就去尿，白天能尿上五六次甚至更多，晚上尿床都能尿上三四次。

这其实没什么稀奇的，小孩子代谢快，这通过心跳就可以证明。小孩子心率较快，与小儿新陈代谢旺盛及心交感神经占优势有关。随年龄增长逐渐减慢，2 ~ 3 岁心率 100 ~ 120 次 / 分，4 ~ 7 岁心率 80 ~ 100 次 / 分。成年人心率 60 ~ 100 次 / 分。所以，小孩子一天的饮水量跟大人是一样的。

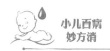
这下明白了吧！提醒各位家长，要想孩子少生病，一定要保证饮水量。大夫经常会挂到嘴边一句话："小孩子可以饿饭，不能饿水。"现在明白了吧！

 ## 病孩子是"灌"出来的，坏孩子是"惯"出来的

"填鸭"的意思，就是指鸭子在饲养的过程中，养鸭人用含糖量高的柱状饲料塞进鸭子嘴里使其快速增肥。其实咱们这一代年轻的父母，许多人接受的就是"填鸭式教育"。我们就是"填鸭式教育"的受害者，所以，我们在养孩子的过程中，就会自然地把这种"填鸭式喂养"带给孩子。

所以，我们追着孩子喂饭，无论他想不想吃；我们主动给孩子买一大堆玩具，无论他喜不喜欢；我们把孩子裹得严严实实的，不问他到底冷不冷。

我们让孩子的肠胃超负荷运转，结果脾胃虚弱经常生病；我们让孩子的体温调节中枢失去了调节功能，孩子反复感冒发烧；我们整天把孩子抱在怀里不让爬不让翻，结果孩子多动，注意力不集中。

保护不了孩子一辈子，就不要惯孩子　别以为我们的孩子天天就在我们眼皮子底下，活得很单纯。爸爸妈妈们，你们错了。我的儿子刚开始喜欢看电视的时候，吸引他的不是动画片，而是广告，看到那些花花绿绿的广告，孩子兴奋地在我怀里跳来跳去。不让他看，他一哭，家长就心软了，后来他就养成了看电视的习惯。

有些幼儿园、小学校附近，小商小贩推着一个小推车，车上是炸得焦焦的、闻着香香的垃圾食品，不给买，孩子就哭！尤其是一些爷爷奶奶，别说孙子孙女哭一声了，她叫一声"爷爷、奶奶"，老人家乐得都找不着北了，买买买！

最近，校园暴力频频在网络上曝光。尤其是两名中国留学生因殴打同伴

长达 5 个小时，被判终身监禁。两个人的保释金高达 600 万美金，折合人民币 3600 万元。其中一个留学生的妈妈说，交不起保释金，那言外之意是"女儿，妈妈保护不了你了"！

我们不能永远保护我们的孩子。

如果我们保护不了孩子一辈子，就不要去惯孩子！

 ## 寒燥天，孩子喝点啥

秋天，天气仍然比较暖和，所以是"温燥"。这时候，给孩子炖点冰糖梨水喝，挺好的。但是，进入冬天以后，就转成"寒燥"了。啥是寒燥？说白了，就是天气寒冷，空气干燥。所以，门诊上咳嗽的孩子特别多，中医里有一种证型就叫寒燥咳嗽。另外，有些孩子已有食积，这种"内火"加"外火"，一受凉就得风寒感冒。这时候，再用冰糖炖梨水，就有点寒了。

这时候给孩子喝点啥呢？喝"白萝卜姜梨水"吧。

做法很简单，一个梨，三片白萝卜，三片姜，熬水喝。一片有多大？无论是白萝卜，还是生姜，横着切就成了。熬成水给孩子喝就可以消寒燥，让疾病消于无形之中了。千万别小瞧了这个食疗方。

白萝卜 很多家长光知道白萝卜能通气，但了解并不仔细。白萝卜，第一是"下气"，也就是说，孩子喝了白萝卜水，可以让气往下走；第二是"消积"，白萝卜是有消食积的作用的。现在明白"冬吃萝卜夏吃姜，不用医生开药方"的意思了吧！

梨 梨最大的作用是"润"啊，润肺生津，喝梨水，孩子的身体就像干燥的大地下了一场雨一样，润物无声。

生姜 三片生姜，在这里作用可大了。一是"温"，温中，温不是正好克寒吗？二是解表散寒；三是温肺，让孩子远离呼吸系统疾病；四是止咳，记

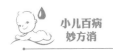
住了，生姜是有止咳作用的。

家长们，这个方子美不？

它可以让宝宝喝中药不呕吐

现在，越来越多的家长们喜欢中医中药了，但是也有很多家长为此十分纠结：孩子喝中药喝不下去，千方百计哄着孩子把苦苦的中药喝下去了，没过几分钟，打个嗝又全吐出来了。

生姜止吐效果好 今天教大家一个非常好的办法！如果宝宝经常吐药的话，可以在宝宝喝药前5分钟左右用一片新切的生姜擦涂孩子的舌面，因为生姜具有止呕的作用，这样就不会吐啦。另外，喂药的时间也非常重要，最好在两餐之间，这样既有利于药物的吸收，也不容易刺激胃黏膜而造成吐药。

加糖也是个不错的办法 给宝宝喂药常常让许多年轻妈妈手忙脚乱，有位妈妈说"每次给宝宝喂中药时都吐出来了，还哇哇哭半天，让我心疼得都跟着掉泪，如果中药是甜的就好了"。

其实，中药加糖也是有窍门的，有小便黄、面赤、身热、便秘等症状的患儿多为热证，药物中最好不加糖。红糖味甘易生湿，舌苔厚腻的湿热证患儿药物中更不能加。患有寒证疾病的患儿药物中可加适量红糖，但白糖性寒，服之易加重病情，也不要加。

中药喝够就行，多了没用 药只要喝够量就行了，多喝对病情也没多大帮助。不能一下子给孩子弄一大碗，他喝了不吐才怪呢！一般来讲，1岁以下的宝宝，每天服用的中药最好浓煎至20毫升以内，并且服用时不计次数，以频服为主，一天只要时间大致均匀地把药喝完即可。

1～3岁的宝宝，可将药煎至约40毫升，分3次服用。3～6岁的"小家伙儿"们相对就听话一点了，可将中药煎至60毫升，分3次服用。孩子到了 6 岁以后，家长就省心多了，每日中药分两次服用即可。

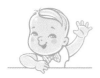 ## 为什么说带孩子出去玩一场雪能少生 10 场病

终于下雪了，咱们小时候雪下得非常频繁，在何老师的记忆里，小时候一冬天隔三岔五就下雪，而且下得很大很厚。我那时都是穿着爸爸的长筒雨鞋去上学，因为雪下得太深了。

下雪过后，带孩子出去玩一场雪，对孩子的健康有着意想不到的好处。

雪是"病毒最好的杀手"　最近医院儿科爆满，流感、支气管炎、鼻炎、反复发烧、反复咳嗽，治都治不住。其中一个非常重要的原因就是下雪少，天气干燥。孩子们都待在屋子里，空气不流通，流感病毒、支原体等就会通过空气传播。再加上孩子们就像棵小幼苗，在冬天本身就抵抗力差。外因加内因，因此特别容易生病。

《本草纲目》里说，雪可以消除"温疫"。"温疫"不就是传染病吗，所以，下雪了，带孩子出去踏踏雪，顺便家里开窗进行通风，可以消灭病毒存活的环境，可以让孩子减少被病毒传染的概率。

雪是最好的"空气净化剂"　现在最让人讨厌的就是雾霾了，啥是雾霾，说白了就是漂浮在空气中的有毒颗粒。而雪是怎么形成的呢？雪形成的一个最基本的条件，那就是大气中要有"凝结核"存在，而大气中的尘埃、煤粒、矿物质等固体杂质则是最理想的凝结核。所以，雪是最好的空气净化剂，下完雪以后，咱们会发现，空气那是格外清新，就是因为雪带走了大量的空气污染物。

所以，下雪了，带孩子出去玩玩雪，就不用到海南去"洗肺"了，因为雪后空气是相对比较干净的。

雪是最好的"润肺汤"　下雪了，空气会变得湿润起来，这种来自大自然的湿润，比开加湿器、喝水要好很多。北方的姑娘天天喝水也没南方的姑娘

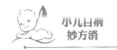
皮肤好，为什么？就是因为南方多雨，空气相对湿润。

所以，下雪后带孩子出去走走，润肺效果比喝水好太多啦！

雪是最好的"体温调节能手" 小孩子的体温调节功能比较差，很多家长说，这跟小孩子的体温调节中枢有关。其实，您只知道了一半儿。小孩子体温调节能力差，还跟皮肤脂肪薄、运动能力弱有很大关系，所以，下雪天带孩子到雪地跑跑玩玩，虽然受了点冻，但是运动能力在变强，所以既锻炼了体温调节中枢，又锻炼了身体，对提高孩子免疫力、预防感冒有非常大的帮助。

告诉孩子，不要把雪往嘴里送 咱们小时候，雪很干净，拿着雪擦脸，甚至吃，都没有问题。但是，现在不行了，现在雾霾太重了，下雪带走了大量的污染物，所以雪非常脏。告诉孩子，玩雪可以，千万别往嘴里送。

这样吃，过敏体质慢慢就调理过来了

入春以后，百花盛开，花花草草尽收眼底。爸爸妈妈们会带着孩子到公园、野外踏青。但是，有些孩子因为过敏的原因，又是流鼻涕又是打喷嚏，有的还浑身发痒、起红点。所以说，要想享受这美好的春天，预防好过敏非常重要。

过食大鱼大肉、过度依赖细粮是形成过敏性体质的一个重要原因 很多婴幼儿、青少年不喜欢吃粗粮，这主要是因为粗粮的口感差，没有大鱼大肉吃起来香。事实上，过食大鱼大肉、过度依赖细粮是形成过敏性体质的一个重要原因。现在，过敏性疾病的发病率逐渐增高的一个重要原因，就是过食动物性食品。

研究发现，肉类食品可以使人体内的红细胞质量降低、形体变大，这样的红细胞缺乏生命活力，容易破裂。由这种低质量红细胞组成的人体，对自然的适应能力与同化功能大大削弱，加上牛奶、蛋类的蛋白质分子，容易从肠壁渗入到血液中，形成组织胺等过敏毒素，这很容易刺激人体产生过敏反应，诱发过敏性皮炎、湿疹等过敏性疾病。

哪些粗粮比较好 要多吃粗粮，比如糙米、高粱、小米、燕麦、荞麦、黑米等等，这样既可以增强人体内红细胞的生命力，还可以减少异体蛋白流入血液。所以，过敏的孩子还是少吃肉类食品，多吃点粗粮为好，尤其是本身就是过敏体质的人群。

当然，吃粗粮的时候也要注意，由于粗粮中富含纤维素，因此吃的时候还是要多喝点汤汤水水，否则有些人的肠道可能受不了。另外，吃粗粮的时候最好再搭配一些荤菜，这样既可以满足不同的营养需要，吃起来也不至于没有胃口。

还要多吃增加免疫力的食物 在我们的身体里，其实有一道非常坚固的防线，它可以将入侵身体的有害物质拒之体外，这就是身体里的免疫系统。由于过敏原接触人体的时候，人体免疫系统所产生的各种作用强烈的化学因子被释放到了组织和血液中，与过敏原进行斗争。所以，有的青少年自身免疫力比较差，对外界有害物质的防御力降低时，就会产生过敏反应。因此，多吃增强免疫力的食物，也可以起到预防过敏的作用。生活中常见的能增加免疫力的食物有许多，如香菇、蘑菇、黑木耳、银耳、百合、萝卜等等。

天这么冷，孩子受寒了怎么办

下雪了，到处都是干干净净的。但是，气温降下来了，而且过两天雪融化了会更冷。何老师先给大家打个"预防针"。天太冷了，孩子容易受寒，请这样做！

很多家长不明白，老听说"寒邪"，它到底是个什么玩意儿啊？咱们一起来学习一下哈！中医讲"六气"，通俗地讲，就是六种自然气候，分别是风、寒、暑、湿、燥、火。但是，如果气候太过，或者人的身体太弱，六气就会

伤到人体，就变成"六淫"或者"六邪"了。

这就是寒邪。小孩子纯阳之体，爱动，爱食积，爱出汗，所以很容易受寒。其实，寒邪还是比较好祛的，因为它先犯的是"表"，比如皮肤毛孔、鼻子等。你不管它，它才会由表入里，孩子才会感冒、发烧、咳嗽等等。

所以，哪天孩子出去玩了，跑得一身汗，受凉风了，或者说带孩子出去，外面特别冷，孩子吸着凉气了，回家之后，用三片生姜、两根葱白熬成水，加点红糖调调味儿，让孩子喝上一小碗，辛温、解表、散寒，孩子一身的寒气就没了，直接将疾病消于无形。

您也可以给孩子揉揉"一窝风"。一窝风穴很好找，孩子手腕横纹中间有个凹陷的坑儿，就是了。这个穴位温中、行气、散寒，揉200～300下就可以了。

孩子说肚子疼，是怎么一回事

有时候孩子会说肚子疼，搞得咱们当父母的很担心。何老师还是那句话，对疾病不了解的时候就会担心紧张。那么，孩子肚子疼，最常见的原因是什么？就是胃里装东西太多了。

胃其实就像个气球，胃壁是有弹性的，吃得越多，撑得越大。但是就像气球一样，吹得越大，绷得越紧，胃里的食物也越"瓷实"。

有些孩子吃完饭后不知道休息，就在那蹦蹦跳跳地玩，这时候胃就会受到刺激引起肚子疼。

本来，胃应该安静地磨碎食物，慢慢运送到下一站，结果因为过度运动，有的孩子就会把饭"晃"出来，发生呕吐。有的孩子的胃就会受到刺激，引起疼痛。家长要注意，这种疼痛一般休息片刻就会好转。

饭后立即剧烈运动还会引起消化不良。胃肠运动需要大量的血液供应，才能对食物进行消化吸收。如果孩子吃饱后剧烈运动，血液会供应给骨骼肌，影响胃肠道的血液供应，造成消化不良。如果活动后，发现孩子一直肚子疼，特别是下腹疼痛剧烈，要立即带孩子去医院。

 ## 给婴幼儿灌肠用药真的相当于慢性自杀?
来看真相

前阵子有篇文章很流行，说给孩子灌肠用药相当于慢性自杀，很多家长也留言问这个问题。事实真的是这样吗? 就这个问题何老师咨询了一下河南中医药大学第一附属医院儿科三区的周正主任医师。

灌肠是中医外治疗法的一种 灌肠是一种中医外治疗法，灌肠疗法的原理是通过直肠给药来达到治疗作用。灌肠用药后，药物直接被直肠吸收，因此作用比较快，比静脉输液都快，比口服用药更快。

这种疗法成人应用较少，儿科在给孩子用药的时候也非常有针对性，一般用于那些服药困难的孩子或者一些有特殊疾病的孩子。

能口服的药物基本都可以灌肠 腹泻、发烧、便秘、肺炎、消化不良等，都可以灌肠治疗，一般来讲，能口服的药物都可以用来灌肠，因为吃下去对胃黏膜没有刺激，灌肠对肠黏膜也没有刺激。

灌肠是没有伤害的，但要严格注意操作流程 周正大夫说，灌肠这种疗法本身对孩子没有什么伤害，也没有什么副作用，但是一定要注意以下几点。

首先是注意温度 人的体温，口腔比腋下高 0.5℃ 左右，直肠又比口腔高 0.5℃ 左右。如果腋下是 36.5℃，那直肠一般就是 37.5℃。所以灌肠的时候要注意，用药最好用与直肠温度相近的药物。不要把冰凉的药物直接给孩子用，会造成刺激，引起不适。

其次是注意用量 要根据孩子的体重来进行计算，10kg 一般用 30 ～ 50mL。

再者就是要注意 pH 值 小孩子不仅皮肤比较娇嫩，肠黏膜也同样比较娇嫩，如果刺激黏膜就容易造成直肠黏膜充血、水肿，这时候就容易出问题。

最后要注意手法　给孩子灌肠，孩子对这种外治方法会比较恐惧，如果操作手法比较粗鲁，就容易造成出血、疼痛。

<u>不能因噎废食</u>　灌肠用药有它独特的效果，但是任何一种疗法都有自身的局限性，就像做手术一样，无论术前检查多么完备，它自身的风险都不可避免，所以，不能因此而废弃一种治疗方法。

滥用激素、抗生素是在透支孩子的未来

很多家长在对待孩子生病方面，太急功近利了，一发烧马上就想着退烧，一咳嗽马上就想着消炎。所以，就出现了滥用激素、抗生素的现象，把孩子治得一塌糊涂。比如，在门诊上经常碰到有些孩子反反复复地得化脓性扁桃体炎，甚至像一个月一次、一个月两次这样频繁，每次都是用抗生素，用退烧药，用激素。

尤其是激素的使用。咱们现在很多的省市级医院都比较注意了，滥用激素的情况也比以前大大减少了。但是，有时候到一些地级市、县级医院或者乡村卫生院就发现，很多小孩子一发烧，用药几乎都是"三联"，复方氨基比林、柴胡、地塞米松，这个地塞米松是个长效的激素，小孩是不能轻易使用的，尤其是在婴儿时期，一定要非常慎重地用。

但是，现在很多地方都把它们当成常规用药了，有些家长也给孩子拿激素当饭吃了。这样时间久了，就给孩子将来生大病埋下了祸根。

古话说"春寒料峭，冻杀年少（孩子）"，如何避之

有句古话叫"春寒料峭，冻杀年少"，意思是说，由冬转春的天气，儿童

和婴幼儿特别容易因为受凉而生病。这时候，门诊上有个怪现象，春天天冷的时候生病的孩子少，恰恰是气温升高的时候孩子容易生病。

为啥呢？这跟家长们不会"春捂"有很大关系。天气暖和了，春风刮到身上已经暖洋洋的了，有些妈妈真沉不住气了，一下把孩子的棉衣脱掉，换上毛衣、单外套之类的了。其实，人的体温总是保持相对恒定37℃左右的，宝妈们想想，一年四季，从零下十几度到三四十度，这其中温度差异这么大，人就靠简单几件衣服就能过日子？那是因为身体有一个自我调节温度的中枢，这个中枢会根据一年四季的温度，循序渐进地调整体温，所以温差大的季节孩子们容易生病。

冬天穿几个月的棉衣，身体产热散热的调节还是与冬季的环境温度处于相对平衡的状态。而冬季初转春天，温差大，过早脱掉棉衣，一旦温度过低，身体难以适应，使抵抗力下降，再加上小孩子的体温调节中枢发育不完善，所以很容易受凉而感冒发烧。

另外，春天气温上升，细菌、病毒开始活跃，是流行性感冒、麻疹、风疹、水痘等传染性疾病的高发期，如果不注意保暖，孩子抵抗力差了，特别容易被传染到。特别是有一些孩子本身抵抗力差的，容易感冒的，更应该"春捂"。

那什么时候可以减衣呢？咱老百姓还有句俗话，叫"枣芽发，小儿不怕刮"，留意一下大自然，听老话准没错！

春天为什么这么多孩子烂嘴角？如何预防

最近很多家长反映孩子烂嘴角了，严重的大半个下巴都发红、起疱、糜烂、结痂。嘴角一烂，孩子吃饭说话都受影响，让咱们当父母的心疼得不得了。关于这个问题，何老师请教了一下河南中医药大学第一附属医院儿科的赵坤老师，讲得很透，大家看看。

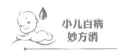
孩子烂嘴角怨谁？一半父母一半天！

为什么春天孩子烂嘴角的比较多？首先是外因，与"天"有关，入春后阳气蒸腾，地气上升，雨水较少，整个环境相对都比较干燥。风、寒、暑、湿、燥、火是大自然的"六气"（六种自然现象），但是，如果孩子不适应，"六气"就会变为"六邪"，侵犯孩子身体。

中医有句话叫"正气存内，邪不可干"。如果孩子自身抵抗力较强，当然不会生病。所以，孩子烂嘴角，也跟孩子自身有关。本身天气就比较干燥，有些家长不注意，再让孩子吃一些高热量、高脂肪的食物，这时候孩子就容易生内热。这时候内热要出，外热来犯，孩子口唇、鼻子就容易出问题。表现在鼻子上就会鼻干、流鼻血，表现在口唇上就会烂嘴角。

烂嘴角别急，这样做很快就好啦！

家长要注意了，让孩子的饮食清淡一些吧。在治疗上，家长可以给孩子用黄连紫草膏外敷，一日三次，抹匀就可以了。另外，上文说了，烂嘴角的孩子多跟高脂肪、高热量饮食有关，这类孩子平时粗粮、蔬菜吃得少，体内容易缺乏维生素。所以，家长们可以去买一点复合维生素 B 给孩子补充一下，赵坤老师说，很多孩子一补充很快就好了。

也有些孩子是真菌感染引起的口角炎　除了干燥上火外，还有些孩子是真菌感染引起的口角炎。真菌感染相对来说比较顽固，如果家长感觉孩子反复出现烂嘴角，要考虑真菌感染的可能。

这时候可以在医生的指导下，将制霉菌素片碾碎，用香油或者鱼肝油调和，涂在溃烂处，很快也能见到效果。

湿疹的孩子怎么吃，怎么防

孩子得了湿疹久治不好，让很多家长苦恼不已。河南中医药大学第一附属医院儿科赵坤老师说，引起湿疹的病因很复杂，但是最主要的还是过敏。由于湿疹部位会比较痒，所以孩子会不自觉地用手抓挠皮肤，从而形成溃破，造成皮肤感染而使病情加重。孩子也容易烦躁不安，夜间也会影响睡眠。

最常见的是奶粉过敏，婴幼儿由于蛋白质的分解能力较差，牛奶中的大分子很难被孩子的肠道吸收，这时候就会引起蛋白质过敏反应，诱发湿疹。所以，如果孩子有湿疹的话，家长可以给孩子选择抗过敏奶粉，也就是水解蛋白配方奶粉。

这主要是因为水解蛋白配方奶粉将完整的大分子蛋白切碎，在胃中形成更软、更易吸收的凝乳，从而更容易被宝宝稚嫩的肠胃吸收，更易消化。如果没有条件，应该给孩子服用一些抗过敏的药物。

从中医上讲，小儿湿疹多由孩子体内湿热瘀积，外发于肌肤所致，这时候可以在医生的指导下给孩子外涂一些息风、祛湿、清热、止痒的药物。需要提醒家长注意的是，由于湿疹反复发作，所以很多家长容易轻信一些偏方，最好到正规医院治疗。

还有一部分母乳喂养的孩子出现湿疹，宝妈们要注意，不要吃辛辣刺激、膏粱厚味的食物。如果孩子有湿疹，宝妈们感觉自己体内湿热较重，也可以在医生的指导下服用一些健脾祛湿的中药进行调理。

如果孩子有积食、皮肤过敏、荨麻疹、湿疹，可以喝酸酸甜甜的乌梅黄豆饮

春季是皮肤病高发的季节，尤其是荨麻疹和湿疹，痒得不行，别提多难受了。给家长们推荐一个妙方：乌梅黄豆饮。

乌梅黄豆饮的主要原料一般超市都能买到，每次用乌梅四五个、干山楂片一撮儿、黄豆30粒，冰糖根据个人口味添加。乌梅、山楂片、黄豆先泡上30分钟，然后加水煎煮。水开后加冰糖转小火煮至冰糖溶解

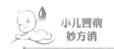

即可。

也可以按平常的酸梅汤做法加上黄豆 30 粒同煮。煮出来的汤水，酸酸甜甜的，大人孩子都爱喝。剩下的汤水可以放冰箱冷藏保存，放太久有泡沫了就不能吃了。如果确定有内热还可以加绿豆。

有位宝妈带孩子去外地玩，结果孩子荨麻疹发作，她正好知道乌梅的作用，于是买了点乌梅杏脯，让孩子吃，两天后荨麻疹竟然消失了。

中医认为黄豆具有宽中下气、利大肠、消水肿毒的功效，是食疗佳品。乌梅能润肤止痒、抗过敏，对血虚风燥所致的皮肤瘙痒、瘾疹、顽癣等有很好的止痒作用。乌梅汤长期饮用，还可以爽肤祛痘，特别对过敏性皮肤有很好的改善作用！山楂大家都知道啦，消食积作用很好。

现在市场上的饮料，加有各种各样的色素、添加剂，孩子喝多了对身体没有好处，而宝妈们自己在家用乌梅、山楂、黄豆做的饮品，不仅可以抗过敏，预防荨麻疹、湿疹，消食积，还是放心饮品，何乐而不为？

孩子的哭声到底在传递什么信号

健康的哭声是响亮的，

疼痛的哭声是尖锐的，

不舒服的哭声多是低沉的。

……

如果孩子哭的时候你处理不好，

千万不要难过，

他不是不喜欢你，

只不过你不懂得。

孩子是父母的"心头肉"，孩子哭的时候，父母会感觉到心疼。对于婴儿来讲，他们又不会说话，所以，哭就像打手机、发微信一样，是一种传递信号的方式。那么，孩子的哭声到底传递着什么信号呢？

有些哭声不是信号　哭声并不一定都是信号，就像我们有时候会挠挠头、用舌头舔舔嘴唇一样，是无意识的。很多家长会发现，孩子哭得让人不理解，或者说莫名其妙，他肚子也不饿，也没有什么不舒服，刚尿过或者拉过"臭臭"。你把他抱起来或者用玩具哄，都没用，他照样哭他自己的。

事实上，孩子的这种哭是无意识的，但是对他的健康是有帮助的，这种哭声会让精神变得平静，会让过剩的精力得到消耗。另外，哭的时候孩子肺泡扩张，呼吸肌得到锻炼，使全身血液循环加快，消化功能增强，从而促进孩子的生长发育。

有些哭声是不舒服　孩子哭的时候，大多数情况是饿了，所以对于宝妈来讲，如果孩子哭了，你可以把你的手指在孩子的嘴唇或脸上进行触碰。如果他是饿了，嘴唇就会出现吮吸动作。孩子想喝水的时候也是如此。

有时候孩子哭的声音不大，但是腿会蹬，这可能是尿尿或者拉屎了，他不舒服，才会如此。还有些孩子哭的时候会手脚并用，这时候家长要看看是不是给孩子穿得或者盖得太厚了，孩子感觉热的时候会烦躁。

注意一些剧烈性、突发性的啼哭　有些孩子夜里会突然啼哭，很不安宁，好像受了惊吓一般，一阵一阵的，这时候家长要考虑孩子是不是缺钙等。

还有一些疾病也会引起孩子啼哭，这点宝妈要注意，在孩子啼哭的时候可以做个简单的触诊。比如，孩子突然哭得很厉害，这时候你可以触碰孩子身体的一些部位，比如肚子、耳朵等。如果哭的时候，碰到孩子的肚子，孩子哭得更厉害，那就是肚子不舒服。有些孩子哭的时候一碰耳朵，就哭得厉害，要考虑是不是得了中耳炎。如果有些孩子有疝气，要考虑疝气嵌顿的问题。

孩子哭的时候哄不住，不代表他不喜欢你　有些宝妈或者宝爸育儿经验不足，用咱老百姓的话叫"哄不住孩子"，请不要垂头丧气或者没有信心，不是你不行，也不是孩子不喜欢你。很多时候孩子哭就是找不到原因的，也有很多时候是需要找原因的，这需要父母在爱中思索！

小儿湿疹如何进行日常护理

小孩子得了湿疹以后，让很多家长非常苦恼。湿疹是一种常见的过敏性皮肤炎症，如果治疗不当很容易反复发作，因此湿疹的预防和合理的护理尤为重要。

首先是要找出湿疹的发病原因，去除致病因素，减少环境过敏原，降低过敏原的接触机会。另外，当病患瘙痒难忍时，可暂时以拍打法止痒，或涂抹止痒药剂。为避免小朋友大力搔抓，引发继发性感染，应剪短小朋友的指甲，必要时睡眠中加戴手套，减少不自觉搔抓。

在饮食上，湿疹患者要注意培养正确健康的饮食习惯，避免偏食，以清淡易消化、低盐少油的食物为主。少吃容易加重病情的带有过敏原的食物、发物或辛辣刺激性食物。大部分婴儿湿疹，都由牛奶、鱼类及鸡蛋等蛋白所引起，因此具有过敏性体质的婴幼儿，若能哺喂母乳，则较不易引起过敏。

不良的生活方式也是诱发湿疹反复发作的主要原因，平时洗澡应以淋浴为佳，勿用太热的水或过度清洗，避免过度沐浴。入浴时宜选择温和的沐浴乳，以减轻皮肤负担，沐浴后身体处于微湿时，应立即擦拭润肤乳霜。干燥型皮肤不宜泡太久，避免流失天然的皮肤保护脂肪层，使皮肤过于干燥而瘙痒。要尽量穿着柔软及宽松的棉质或其他天然纤维衣服，少穿、盖会引起过敏的人造纤维及毛料的衣、被。

家里有孩子要不要养宠物

有位家长诉苦：家里的狗狗正在吃食，孩子过去逗它玩，结果小狗扭回头就在孩子的手上咬了一下，当时全家人手忙脚乱，赶紧去联系医院给孩子打狂犬疫苗。好不容易联系到了，孩子打针的时候又哭又闹。

很多家里养有宠物的父母，会担心宠物影响孩子的健康。还有些孩子看到别人家有只小狗，会央求父母："妈妈，让我养只小狗吧！"作为父母，也会担心宠物对孩子的健康有没有影响。那么，家里有孩子，要不要养宠物？

河南中医药大学第一附属医院儿科姚献花主任医师说，从孩子的心理及成长角度讲，让孩子养个宠物对他是很有帮助的。比如说，养只宠物，会增加一个跟孩子交流、玩耍的媒介，对于很多相对忙碌的家庭来讲，孩子也多了一个玩伴。另外，家里有宠物，家长会分配给孩子一些照顾宠物的任务，比如定时带宠物大小便、清理宠物巢穴等等，可以增强孩子的责任感。

但是从健康角度来讲，宠物给孩子带来的一些危害也不容忽视。例如，有些宠物身上有弓形虫，弓形虫是细胞内寄生虫，寄生于细胞内，随血液流动，到达全身各部位，破坏大脑、心脏等，致使人的免疫力下降，患各种疾病。如果孩子感染弓形虫的话，就有可能侵犯到孩子的神经系统，诱发惊厥、癫痫等。

另外，孩子跟宠物玩耍，少不了亲密接触，这时候有些病菌就可能会通过飞沫传播给孩子，诱发肺炎等疾病。再者，小孩子跟动物接触的时候，由于不了解宠物的习性，有时候容易被抓伤或咬伤，家长还要带孩子打疫苗等。

最后，如果家里养有宠物，家长还要注意宠物的卫生问题。动物到外面玩耍的时候，会打滚或在草丛里乱钻，这时候很容易沾到跳蚤等，也容易传播给孩子。

以上是家庭在养宠物的时候容易对孩子造成的影响，这点家长一定要注意。

还有一点需要提醒各位家长，如果您打算怀孕，那最好不要养宠物，因为孕妇如果感染弓形虫，就有可能通过胎盘影响到胎儿，引起流产、早产、死胎，新生儿也有可能出现智力落后、发育畸形等很多健康问题。

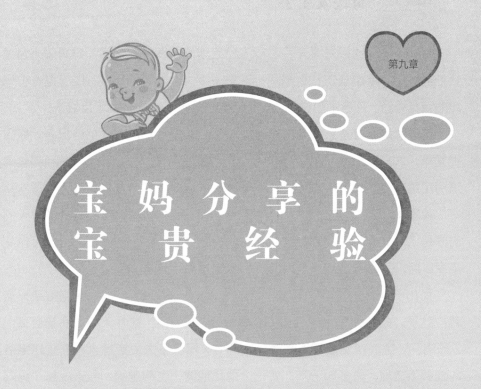

第九章

宝妈分享的
宝贵经验

 ### "狠心"的妈妈一个月没让儿子吃肉，奇迹发生了

一位 2 岁的时候才 8 千克、隔三岔五就感冒发烧的宝宝，妈妈一个月没让他吃肉，结果出现了什么情况？不到一年，结果又是什么？以下是一位妈妈的亲身经历，何老师想说的是，爱孩子，有时候真的不能盲目给予！

孩子的病有时是家人爱出来的　我家宝宝，在我们小区相当出名，原因很简单，太瘦了。2 岁了，才 8 千克。衣服一脱，有几根肋骨大老远都看得清清楚楚的。

我家孩子出生的时候是 3.5 千克，满月时就快 4.5 千克了，到了百天的时候是 7 千克，半岁 8 千克。头半年孩子身体也非常好，没生过病。可自从半岁以后，开始加辅食的时候出问题了，动不动就发烧、感冒。

我儿子很能吃，不过多吃几口就食积、发烧，吃点凉的或者吃得杂一点就拉肚子。孩子的体重也跟身体好不好有很大关系，这几天不生病就会长上 2 斤肉，一生病就又瘦下来。而且他脾气火爆，不大爱搭理人，连姥姥姥爷叫他都不搭理，再多叫一声，就一个劲儿地哭，也不走路，整天就是"妈妈抱抱"，无精打采的，说实话孩子连抬头说话的劲都没有。

为了孩子四处求医　把我们愁的，这两年我们两口子没少带他看医生，我们周口的医院、郑州的医院，甚至一些乡村里听说哪个大夫比较有名，看得好，第二天一大早就去。不过总是吃了药就好，一断药就还和原来一样。以至于折腾到两岁了，还是 8 千克，那过程说多了就都是泪。去年听说郑州这边有大夫看小孩子的病很有一手，又慌忙带他去了。

我们去年十月份去郑州，在郑州堂姐家住了三天，找大夫看，收获非常大。大夫说，这种小孩子，天生脾胃功能差，暂时不要让他经常吃肉、鸡蛋、奶之类的，因为肠胃负担过重，不能消化，反而容易生病。大夫还提供了几种食疗方法：煮苹果，煮山药，经常吃些鸡内金。回家后我自己采取的是苹果山药煮粥，鸡内金在孩子每天吃面的时候放进去一些。

这两个专家都是河南省非常有名的儿科大夫，他们的话我听完上心了。我暗下决心，让孩子戒上一个月肉试试，看看有什么效果。

不让孩子吃肉，我这个当妈的也心疼　刚开始的时候，我先选择的是最容易消化的小米粥，那时已经是冬天了，我早晚用红枣、苹果、山药和小米一起煮粥，中午做的西红柿稀面叶，放上芝麻酱，蔬菜并没有什么特别的讲究，馒头也可以吃，第一个月我是咬着牙，硬坚持着没让他吃一块肉、一个鸡蛋、一盒奶。

这一个月对我自己也是精神折磨，天天睡不着觉。儿子看到我们吃肉总是眼泪汪汪的，我采取的方法是让他单独在一个房间里吃饭，不让他看见肉、蛋之类的，其实自己心里也一直在担忧：我儿子会不会更瘦啊。儿子习惯性地吃过饭乱要东西，一会儿要饼干，一会儿要火腿的，我就和奶奶一天到晚轮换着抱着他在小区里转，不让他在家里，在外面玩的时候他想不起要吃的。奶奶爱孙子，天天眼泪汪汪的，说：让我孙子吃点呗，就吃一块饼干也行啊。我一直坚持着，不该吃东西的时间段，就是不让乱吃。

一个月不吃肉，真的会发生奇迹　奇迹发生了，一个月之内我儿子一次也没发烧了，到一个月后称了一下体重，居然重了 0.4 千克。我那个开心啊！差点跳起来了。奶奶从那以后，也开始支持我的工作了，天天劝孙子：宝宝，少吃点，少吃点省得生病。有了这样的家庭环境，以后就真的事半功倍了。

从第 2 个月起，我才开始给孩子吃点豆腐一类的东西，添加的时候格外小心，豆腐都是先吃一块适应适应，连吃 3 天以后看他没什么不良反应，才开始适量增加的，每天还是以粥和面条为主，第 2 个月过去，又长了 0.5 千克，情况喜人啊！

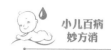
第 3 个月我开始试着给孩子吃点火腿之类的，一点一点慢慢让肠胃适应，这个月又长了近 0.5 千克。其间孩子的变化太大了，爱说话了，爱叫人、懂礼貌了，脾气也好了很多，也爱笑了，并且主动要求下来走路了，甚至在屋里跳来跳去了，妈妈看到儿子在房间里跑来跑去，开心得眼泪都出来了，以前孩子真是连说话的劲都没有。多说一句，如果孩子哪天心情莫名其妙的不好，或者夜里翻来覆去睡不安稳，那他可能是身体不太舒服，妈妈这时候要多注意一下，老人们常说"好孩不闲，赖孩不玩"，是很有道理的。

一年不吃肉，孩子整整长了 5 千克 半年过去了，儿子的体重已经增加到了 12 千克，在我的逐步实践下，我儿子已经百无禁忌了，什么都能吃点，但其中有一次姥姥生日时带他出去吃饭，小姨给他吃了一大块鸡肉，第二天又不舒服了，又发起了低烧，从那以后，我更加注意，肉、奶、鱼、蛋之类的只可浅尝，不可过量。因为中医讲究五谷为养，五菜为充，五果为助，五禽为益。药食同源，生病了吃了药好了，但日常不注意，就又反复了，特别是肠胃病，要从每一天、每一餐抓起。

现在，经过我十个月的努力，儿子胖了整整 5 千克！现在体重已经达到 26 斤了，并且，孩子的体质明显比以前好太多了，很少感冒、发烧，现在他很爱玩闹，见到别人也很懂礼貌，叫叔叔阿姨，邻居们都开玩笑地说，这还是那个爱闹人爱哭的小瘦孩吗？怎么变化这么大啊！作为一个孩子的妈妈，我现在感到无比骄傲，真的，比挣多少钱都开心。在跟何老师聊天的时候，他觉得我的方法特别好，鼓励我将这次的经历写出来。我很明白大家在孩子生病时候的担忧，特别是这种天生脾胃功能差又爱生病的孩子，希望能对大家有所帮助。

你的孩子到底瘦不瘦有标准 大家要计算自己孩子的正常身高和体重，我国普遍用的体重计算方法是年龄×2+8，身高的计算方法是年龄×7+70，大家可以计算一下，只要在正常范围内即可，不用和别人攀比，别人长得多胖多高，我们得多吃些，好再胖点，这样的观点也不对，孩子的个人情况不同，一个劲儿地往肚子里塞东西，有时反而是拔苗助长，适得其反。

另外，咱们家长们千万注意的是，不能依着孩子的性子，想吃多少就吃多少，想吃什么就吃什么，而且一定记得"要想小孩安，三分饥和寒"。我一开始也犯了错误，因为孩子是奶奶带的多些，孩子只要要东西吃，她就给，想吃什么就买，导致吃饭时不好把握住量，到后来孩子连续食积、发烧、拉肚子，一天比一天瘦。要注意按需给量，定时定量。

这样给孩子吃饭，你试试！

下面推出我经常使用的食谱，这些食谱都是我咨询的一些儿科大夫推荐的。粥类，我常用的是绿豆小米粥、小米芋头玉米大米粥、南瓜白扁豆大米山药粥、薏米红豆山药大米粥、黑米地瓜粥，也没太多的讲究，大家可以自行搭配。其中，绿豆、薏米尽量夏季使用，其他一年四季都可以，如果怕豆类不好消化，可以先把豆煮十分钟，然后把煮豆的水倒出来，用来煮粥。尽量不让孩子吃糯米，因为质黏不容易消化；尽量少吃干米饭，因为米质过于硬，不容易消化。

菜谱有清炒绿豆芽、西兰花炒海带、火腿空心菜、红豆腐烧菠菜、白菜炒豆腐、醋焖南瓜、芹菜小黄豆、茄子烧木耳、虾米冬瓜。尽量使用时令蔬菜，适当吃些薯类，比如山药、地瓜、芋头之类的，健脾胃又能润肠通便。土豆不能吃太多，因为淀粉含量太多，容易胀气；四季豆之类的尽量切细、炒透，别的都可以吃。

肉或者鱼类，一周吃一两次就行，尽量做得很烂，做成汤，或者弄碎，做成丸子，包成包子、饺子之类的，多加些菜。肉吃得少的话，尽量多吃些豆制品，比如豆腐、豆腐脑之类的，而且要让菜谱丰富起来。孩子是不会营养不良的，奶尽量少喝，且要饭后喝，空腹喝容易腹泻。

调理脾胃是一个漫长又细致的工作，妈妈要有足够的耐心，经过努力让孩子的肠胃在小时候得到充分的保护，从小养成好的饮食习惯，对一生的帮助都是不可限量的，希望我的经历能对大家有所帮助。

 **孩子从月月感冒、发烧、输液到两年不输液，
这中间发生了什么**

几年前的一个冬天，何老师跟着医疗队到贫困山区里义诊，看到山里的孩子们个个穿着小薄棉袄，脸蛋黑里透着红，嘴巴一说话就呵出白雾。当时我就感慨，这样的孩子，身体怎么能不健康呢？

但是反观我们城市里的孩子，生活条件好，医疗条件好，却隔三岔五就感冒、发烧、输液，当父母的，当爷爷奶奶的，都普遍反映，孩子越来越难养了，这是为什么？

这是一篇 4000 字的好文章，希望大家能好好看看。

正文：

我发现，如今的孩子是越来越难带了，今天发烧、明天感冒的，后天又食积，感觉就好像没有过几天好的时候。

这到底是为什么呢？

现在家家户户就一个孩子，都住着电梯房，看人在"猫眼"里，出去坐汽车里。小孩子根本不见太阳，不走多少路，也不和别家孩子玩，整天在家里宅着，看电视、玩电脑、吃东西，身体素质当然没有以前的孩子好。

而且现在孩子一生病，家长都着急，总想着吃一次药或者打一次针就好，所以现在许多医院都爱用抗生素。这是个误区，一般感冒基本都是病毒引起的，根本不需要用抗生素，乱用抗生素对肝肾及脾胃的伤害是很大的，越输液肠胃功能越差，越容易生病。

所以家长先要说服自己，孩子生病了，首先自己不能着急，要明白"病来如山倒，病去如抽丝"的道理，什么都有一个过程，别想着一包药下去、一瓶水下去，就完全好了，如果真是好得这么快，那多半用了激素类的药物。

菜鸟妈妈遇上难缠娃 我女儿生下来只有五斤三两，一岁之前一直感冒发烧没断过，还动不动就食积。由于刚开始做妈妈没有什么经验，所谓的经验都是在书上看的、听人说的，冷一点赶紧穿衣服，刮点风下点雨连门也不敢出。女儿反倒是一会儿发烧、一会儿感冒。

孩子出生第一年的冬天，有一次咳嗽发烧，连续吃了一个星期的药也没有效果，只好去市医院看，当时诊断支原体肺炎，要输液一个星期，我和奶奶、姥姥三个人按住她，有拉胳膊的，有按手的，她拼命地挣扎，扎了三针才扎上，贴上胶布。输液大约两个半小时，在这两个半小时里，她就是一个劲儿地哭，大声哭得没劲了就小声哼叽，休息一会儿再大声哭，当时输的液对肠胃刺激也很大，一会儿一吐，我和奶奶轮换着抱着她在走廊里走来走去，姥姥拿着输液瓶，累了就换班，奶奶心痛孙女，也跟着掉眼泪，妈妈也心痛得要命，泪也在眼眶里打转。

这么折腾了十天，女儿每天都是这样，奶奶陪着孙女一起哭，闹得人仰马翻，女儿当时吓的，正在吃饭的时候只要一听到有人开门，马上就往奶奶身后藏，往病床下面躲。这十天过去，我、奶奶、女儿都瘦了两三斤，终于出了院，以为可以好好休养一段了，没想到不到十天，女儿的咳嗽发烧又来了，这次诊断肺炎，我一听，头"轰"地一下，差点儿晕倒。真是噩梦，只好又在医院住了一个星期，太可怕了。后来仔细计算了一下，这个月，女儿在医院待了十七天，剩下的十三天，每天也没离了药，这可怎么办？以至于女儿心里都有阴影了，在大街上走着走着，只要一看见穿一身白衣服的，就"哇"一声大哭起来。妈妈愁得每天睡不着，出路在哪里？

父母过分爱孩子，才会让孩子受罪　我带着女儿四处求医，但很多医生都说小孩天生体质差，先天不足，长大就好了。有一次，女儿又咳嗽了，有点发烧，听朋友说河南省周口市一家医院的王主任，从来不主张给孩子输液。冲着这点，我又带着孩子去了。这次看病收获挺大的，这位医生提醒了我：我看你家小孩并不怕冷，你给她穿这么厚，坐着不动就有点出汗，这大冬天的，小孩一出汗，里面的衣服都湿了，能不感冒么？回去少穿点，多带孩子活动活动，身体素质好了，就不会这样了，你看人家农村的小孩，整天在村里跑来跑去，很少有感冒、食积一类的病。再则能吃药不打针，能打针不输液，感冒很多都是病毒性的，根本没必要输液用抗生素，用过之后，会影响

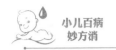

肠道的益生菌，很多小孩反复输液后，胃肠道功能逐渐差了，胃肠功能差，抵抗力更差，恶性循环，得不偿失。

真是一席话点醒梦中人，是妈妈过分的爱，才让宝宝受罪的啊！

用放养的方式带女儿　从那以后，我便改变了方法，决定用放养的方法带女儿。经过我的细心观察，小孩如果做游戏时额头有汗就是穿厚了，我就试着脱一件单衣，相当于内衣的薄厚。反复实验后发现，冬天女儿和我穿一样多就可以，手指尖有点凉凉的也没事，如果小手一直出汗，那就是有点热了。

慢慢地，刮风加件衣服也出去玩，下雨打伞也出去，每天坚持中午和晚上吃完饭都去小区散步半小时，既锻炼身体，又能消消食，而且女儿超爱玩土，弄得衣服一天换三套，下雨了爱踩水，我也不约束，因为我自己小时候不也是这样吗？每天弄得脏脏的，身体也是很健康的，以前我太有洁癖，因为怕脏，这也不让摸那也不让摸的，反而让孩子失去了很多童年的乐趣。这样坚持了一段时间，女儿容易食积的毛病也减轻了，也不那么容易感冒啦。

有一次，女儿又感冒了，发烧37.6℃，这次我就一直坚持给她吃药，女儿肠胃一直不好，吃了药就爱吐，这次吃了七天药，才慢慢好，但我心里松了一口气：原来坚持着不输液也能好啊。

说实话，刚开始真的不好坚持，以前发烧时，输液两三天症状就大大减轻，但吃药就没那么快，得吃一个星期才行，甚至有一次孩子又患上了支原体肺炎，一直吃了十天药，我都感觉自己快投降了，想去输液了，没想到第七天头上，还真的好转了。

有一次，女儿又感冒了，药喂三次都全被吐出来了，正准备再吃第四次的时候，奶奶心疼孙女，开玩笑地说：你女儿像我，我就怕吃药，吃一次吐一次，再说我们那个年代，感冒啥时候吃过药啊，不都是弄点姜汤或者面叶汤一喝出出汗就好了？

说者无心，听者有意，我立马让奶奶给女儿做，吃吃试试，这次奶奶给孩子做了红枣红糖姜汤，甜甜的辣辣的，女儿连喝了两天，流涕好了一点，但没大大见好，最后我实在忍不住，又让她喝了一包感冒颗粒，奇怪的事情发生了，在食疗加药物的联合作用下，女儿的感冒很快好了，以前都得吃一个星期的药，这次三四天就好了。妈妈灵机一动：以后用食疗治感冒可能也有效。

从那以后，我一有空就翻看中药食疗方面的资料，积累了不少知识。过了一段时间女儿又感冒了，这次是咳嗽，喉咙不舒服，我试着给她煮了一碗绿豆雪梨蜂蜜汤，第二天咳嗽减轻，这次我一再按捺住想喂药的欲望，终于在第三天，女儿真的一点也不咳嗽啦，我高兴得快"晕"过去了。

经过我两年的努力，基本让女儿告别了吃药打针，女儿的体质也一天天好起来，四岁以后，一年都不感冒一次，我也坚持着每天不论冷热，都带着女儿出来散步，现在女儿简直就是"铁打"的，再冷都不怕，冬天打雪仗、堆雪人，夏天洗冷水澡、游泳，她天天快乐得像只小鸟。有一次初秋了，天气稍凉了，游泳回来晚了，女儿小脸都冻紫了，也没有感冒。

我想说，妈妈们以后要和小孩一起成长起来，让小孩健康成长。不能有一点小病就只知道输液，平时的保养是关键，锻炼身体才是王道。

常用之方 首先你要分清楚孩子是风寒感冒，还是风热感冒。风寒感冒一般流清涕，咳嗽吐稀白痰，口不渴，舌苔薄白，怕冷；风热感冒流黄涕，发热，有汗，咽喉红肿疼痛，咳黏痰或黄痰，口渴，舌尖红、苔薄白微黄。

风寒感冒的食疗方有：

1. 黄豆 1 把，香菜 1 棵，姜 3 片，煎服。

2. 葱白 15 克，香菜 15 克，水煎。

3. 葱白 15 克，姜 10 克，大白菜根 1 个，红糖共煮。

风寒咳嗽的食疗方有：

1. 柿饼 3 个用香油炸过，蜂房 1 个，共煎饮汤。

2. 红糖在锅里炒热化开，炒芝麻。

3. 白萝卜 3 片，姜 3 片，煮汤。

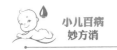
风热感冒的食疗方有：

1. 菊花 5 克，白菜根 1 个，桑叶 5 克，梨 3 片，共煎汤。

2. 白茅根 15 克，芦根 10 克，白菜根 1 个，共煎汤。

风热咳嗽的食疗方有：

1. 绿豆 50 克，白萝卜 3 片，梨 3 片，共煮，起锅稍凉时放入蜂蜜调服。

2. 白糖在锅里加热化开，炒芝麻。

3. 玉米须 30 克，橘皮 10 克，煮汤。

另：香油炸鸡蛋（对睡觉前嗓子不舒服、咳嗽有奇效，但小孩消化不好，应注意用量；还有一种做法，鸡蛋打散倒入几滴香油，冲入开水，焖 3 分钟后喝）。

以上，我们家女儿都吃过，大人小孩都适合，我提供的是小孩的用量，大人可增加用量。

孩子感冒、咳嗽，一般食疗两三天就有所好转，如果无效，建议带孩子去看医生，毕竟孩子自身情况不同，提高孩子的身体素质也不是一天两天能做到的。调整体质，从每一天做起。

最后一句，愿天下孩子都身体健康！

 一位妈妈亲历两次孩子高烧惊厥，你的孩子高烧了怎么办

已经有好几位家长向何老师反映，孩子因为发高烧，没有及时处理，结果出现短暂昏迷、抽搐、身体僵硬等症状。还有些孩子因此留下了后遗症、癫痫、反复抽搐、清嗓子等等，因此四处求医。家长们说，因为不知道高烧的危害，现在肠子都悔青了，感觉特别对不起孩子。

所以，虽然发烧是身体的一种免疫反应，是身体里的白细胞在跟入侵的病菌进行战斗，但是，孩子出现高烧的时候家长们千万要注意，一定要及时给孩子用退烧药，以免引起惊厥。

以下是一位妈妈亲历孩子两次高烧惊厥的经历，以及她的经验，希望家长们都看一下，千万别让孩子高烧引起惊厥了。

永远记住，孩子身体差才会感冒发烧 我家宝宝一岁九个月以前非常健康。除了半岁的时候出过一次幼儿急疹，什么病都没得过。身体很好，吃啥都香。我跟老公之前在北京工作，孩子一岁半就从北京搬回郑州工作居住了。刚回到郑州的时候，宝宝可能水土不服，经常拉肚子、发热，可是很快就好了。到了一岁九个月的时候，一场高热惊厥把我全家人都吓懵了……

在一岁九个月的时候，我为了给孩子戒奶瓶，坚持让他用水杯喝水。可粗心的我没有发现孩子由于断奶导致对水杯不适应，小家伙那时候喝水量明显减少。开始我以为孩子可能是在调整期，慢慢地饮水量就会恢复到原来的水平，可是没想到孩子一天就喝一点儿水，还天天哭闹不止。

一天晚上，孩子发烧了。我想宝宝一定没事儿，发热只是身体免疫力在与病毒抗争的一个过程。可是宝宝吃了退热药也不管用，那时候我没有任何高热惊厥的概念，认为一会儿就会降温，也没想到去医院，就在家待着。

亲历孩子第一次高烧惊厥 到了晚上 11 点多，宝宝烧到 39.8℃。我正在给孩子盖毛巾被的时候发现宝宝身体动了一下，然后我叫孩子没反应，吓得我鞋子也没穿，直接抱着孩子跑下楼冲进汽车里。当时姥姥用手使劲儿掐着宝宝的人中。大概过了不到一分钟的时间，宝宝的眼神过来了。我们冲进医院的时候，医生给孩子注射了药物，然后告诉我这是小儿的高热惊厥，是很常见的一种疾病。

我仍然不放心，回家拼命上网、看书，通过各种渠道了解高热惊厥的相关知识。我才知道，原来高烧会引起惊厥，这主要与小孩子大脑发育不完善、大脑运动神经元异常放电有关。

惊厥时通常有以下表现：

突然失去知觉；

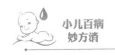
没反应；

目光呆滞或眼睛往上吊（反白）；

嘴唇变黑（蓝紫色）；

牙关紧闭；

手脚会抽动、僵直，或是突然全身松软无力；

痉挛时间可从数十秒到数十分钟不等，大多少于十分钟。

一周后，孩子第二次出现高烧惊厥　儿子第二次惊厥出现在第一次惊厥一周后。儿子又发烧了，我好担心好害怕，立马到了医院，二话不说办理了入院。这次幸亏是去医院了。我们刚入院，孩子正在打退烧针，突然叫了两声"妈妈"，直接就惊厥了，我当时心都碎了！

但是这次我很冷静，立马冲出病房，第一时间通知了主治医生和护士长，告知孩子现在发生高热惊厥，请马上处理。

这次我看了下时间，惊厥持续了 1 分钟左右。不一会儿孩子缓过神了。我从此以后就下了决心，这样的情况不可以再发生。孩子第一次惊厥时体温是 39.8℃，第二次是 39.2℃。我不能让孩子再有这样的情况发生。一定要打好这场硬仗！

打响高烧惊厥预防保卫战！

其实我心里还是有阴影的，有时候上班路上在公交车上听到别人的孩子发烧，我心里都在颤抖，甚至有一阵子闭上眼睛就能看到孩子第二次高热惊厥时让人揪心的样子！我也在慢慢对自己进行心理安慰，告诉自己：良性的惊厥对孩子是没有任何影响的，要对孩子、对自己有信心！

之后我就一直关注孩子的体温，平时也习惯性地摸摸孩子的额头和颈部双侧，慢慢地，孩子大了，我对高热惊厥也没有特别惧怕了。孩子的高热惊厥之后再也没有复发，也跟我积极降温有很大关系。当妈妈的一定要很负责任。孩子一发热，我基本 24 小时不睡觉，每隔 20 分钟量一次体温，然后做好记录，观察孩子的体温变化是重点工作。只是有一点要强调的是，一定要积极降温，很多爸妈对发热不以为然，可是孩子的体质不同，大脑发育程度也不同，有的孩子确实是会发生高热惊厥的。

为了预防这样的情况，有几点建议给大家，希望能作为参考：

孩子身体棒、免疫力强才是预防惊厥复发的根本　说到提高孩子免疫力的问题，相信好多妈妈跟我一样，对书本和网络的大量信息很感兴趣。我总结了以下几点：

运动　足够的运动能让孩子的心肺功能得到最大的锻炼和提高。我之前试过每天跑步 8 公里，半年下来我真的没有生过病！当然带着孩子的话以四十分钟为宜，不要太劳累。

合理饮食　要提高孩子的免疫力，多锻炼身体，多在户外运动非常重要。饮食也很重要，少吃油炸生冷的食物，比如快餐、街边小吃，远离膨化食品，饮料更不可取，希望爸妈能自己多熬些绿豆水或者梨水给孩子喝，既有滋味，也能让孩子多补充些水分。

饮食以清淡为主。自从孩子总是扁桃体发炎导致发热之后，姥姥的餐谱上就多了些菜色：比如，秋天了，给孩子来些鸭肉香菇青菜汤；冬天的时候，姥姥也会给孩子多吃些胡萝卜、白萝卜做的面条或者菜。总之会按照四季变化安排孩子的餐谱。

我儿子的零食很少，主要是水果、蒸熟的山药。吃的馒头都是姥姥自己蒸的粗粮馒头。渐渐地我也受姥姥的影响，不再动不动就给孩子到面包房买个蛋糕或面包了。不过说实话很难坚持，因为一看到孩子渴望的眼神我就输了，但是我会继续努力。

很多妈妈经常给孩子买冰淇淋，我认为体质差的孩子或者经常上呼吸道感染的孩子还是不要吃了，里面有许多的添加剂，加上冰冷刺激，对孩子的嗓子和身体发育没有任何好处，能不给就不给吧。

穿衣合理　其实孩子的运动量比咱们大人要多，能更加敏感地捕捉到温度的变化，孩子比妈妈多穿半件到一件衣服就可以了。很多爸妈怕孩子感冒，就给孩子捂上一层又一层，孩子一出汗更加容易感冒。特别是秋天了，让孩子慢慢增添衣物以适应温度的降低会更加合理。

<u>旅行和成长</u>　说到旅行的话题，很多时候我也是怕孩子在旅行中生病而产生"在家更安全"的想法，可是多带孩子出去走走比在家一个单纯的环境中更能锻炼孩子的身心，不是吗？建议旅行中带齐药物，然后带着孩子快乐地旅行，让孩子多看看不一样的世界。

一般孩子到 6 岁以后就很少发生高热惊厥了，因为大脑系统发育得更完善，体质也增强了，所以爸妈还是不要有太大的心理负担。

也真心希望各位宝爸宝妈遇到问题能冷静处理，关注孩子的体温，关注孩子的健康！

孩子烧到 39℃，这位妈妈是如何"不慌不忙"处理的

都说"老大看书养，老二当猪养"，对我们家来说，正好相反。我家老大是个女儿，怀老大的时候，我和一个妇科医生非常熟，所以听了很多忠告。我也吃了很多营养品，老大生下来确实比较好养，虽然第一个孩子没有经验，我又是个懒妈妈，但是孩子很健康。

老二看书养！

按照计划，女儿三岁上幼儿园，我们开始要二胎了，忐忐忑忑地怀胎十月后迎来了老二，很开心，老二是个弟弟，开心是因为儿女双全啦！比起老大，养老二就很忙、很乱、很累！一是没有了老妈的帮忙，二是还有个四岁多的女儿，这种忙和乱宝妈们都懂的。

正是因为忙和乱，我开始"老二看书养"了，不知不觉中我也掌握了很多育儿知识，孩子的很多小问题我在家也处理得很到位。下面是我儿子有一次发烧 39℃时，我的处理过程，宝妈们可以看看，借鉴一下。

孩子发烧了！

那天是个春天的星期六，大概中午一点的时候，儿子说："妈妈，我想睡

觉。"我当时一听，心里就嘀咕了："咦，这不是我儿子的风格呀，以前中午把他摁到床上他都不睡，今天怎么回事，太阳从西边出来了？"

我这才仔细观察了他，一看小脸通红，就顺手摸了摸他的额头，烫！赶紧把他弄到床上去，然后找到家里常备的小儿柴桂退热颗粒，喂他喝下，喝下后，孩子已困得眼都睁不开了，我又快速地弄了一小碗放了一点白糖和一点盐的水给他喝，喝下后，才让他睡下，这才有时间找到温度计给他测量体温，一量不要紧，38.9℃了。

清天河水加退六腑　孩子睡下后，我只给他盖了一条薄的棉被，我和孩子爸一人牵孩子的一条胳膊，开始给他"清天河水"（清天河水，就是把孩子胳膊伸直，手心朝上，沿孩子前臂正中，从腕推到肘），用食指和中指两个手指，直推 300 ～ 500 次，推的过程中最好沾点润肤露、精油之类的东西，以免弄伤宝宝娇嫩的皮肤，我用的是给宝宝准备的润肤露。

推完后，我想，孩子发烧可能是体内有实热，并且这几天大便确实有些干，我又给他"退六腑"300 次，退六腑，是清五脏六腑的实热，手法也很简单，沿孩子前臂尺侧缘从肘推到腕。做完了这些，我和他爸又开始给他搓手指，从大拇指开始，每个手指从指端到指根搓 200 下。

这样折腾了一个小时，孩子醒了，说想尿尿，孩子发烧过程中，只要不断尿尿，一般说明他体内不缺水，就不用害怕。还要注意观察，他脑子清醒，不迷糊，会说话，不抽搐，我就没有过分担心。给孩子量体温，降到 38℃了。

孩子有病时最考验的是妈妈的承受能力　其实，孩子有病时最考验的是妈妈的承受能力，我做完这些，孩子的病其实已经去了三分之一了，有些妈妈一看到宝宝体温上升，就开始胡思乱想，很多可怕的、消极的念头就会不断冲进大脑。

下午快 6 点的时候，孩子醒了，我一摸孩子的衣服，出了一身汗，秋衣秋裤都湿透了。我心里很欣慰：出汗好，出汗把热量带走了，烧就快退了。然后我就用个干毛巾给他擦了身子，换了一身干衣服。

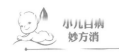

晚上 7 点多，我又给他推了天河水，晚饭没有喂他吃。熬到晚上九点，孩子除了说他想睡觉外，也没有别的表现，孩子爸半信半疑地问，不用去医院了吗？我说不用，你睡吧。到晚上 10 点左右，我明显地感觉孩子的体温降下来了，就又给他量了量，果然到了 37.5℃。这才放心地睡了。半夜起床给他喂水和喂药。

睡一觉，孩子病好啦！

第二天早上 7 点多，孩子醒了，第一句话就是"妈妈，我饿了"。正常，和病魔斗争了一天一夜，晚饭又没有吃，不饿才怪呢！起床后快速地给他做了碗鸡蛋稀饭，也就是稀饭里打点鸡蛋碎末。儿子用他的小碗喝了三碗，喝完后就没事一样追着姐姐玩去了！

我叮嘱他姐弟俩，只能在屋里玩，不能外出，否则容易着凉受风！一直到了第三天，再也没有烧，孩子病好了！

 孩子从小反复咳嗽，这位妈妈是怎么调好的

最近咳嗽的孩子很多，尤其是反复咳嗽，很大一部分原因与家庭护理有关。咱们一起来通过这位妈妈的经历，找一找自身的原因。

女儿刚出生半个月就开始喘 新妈妈没经验，在女儿出生第 15 天，我发现她呼吸不太顺畅，喉咙里面有杂音。但是第一次为人母，产前又没有学习育儿知识，所以虽然感觉孩子不太对劲儿，也没放在心上。

没几天，孩子喉咙里的声音越来越大。新生儿一天都能睡十几二十个小时，可是我女儿白天几乎不能睡觉、没精神，脖子老爱往后抻。月子里我让孩子爸爸带着孩子去县医院找医生看看，医生扒开小被子，看了看孩子的脖子，说了一句：先天性喉喘鸣（即喉软骨因缺钙引起的发育不良），补补钙，一岁就能长好。

回到家后，我马上给她喂伊可欣。另外，为了让孩子把钙补好，我也吃钙片，喝浓汤、骨头汤，想通过奶水给孩子二次补钙，就想孩子快点好。

可是事与愿违，孩子的情况却越来越糟糕，白天不闭眼睡觉，即使睡觉也是几分钟就醒，不是正常的醒，而是一种上不来气的憋醒的感觉，后来我才知道那是憋得喘不过气了。而且这种情况正变得越来越糟糕。

咳嗽止不住，住院两月余　一天晚上，孩子喝药呛得脸发紫，而且浑身发软，我抱着她，她的身体软得像一根面条。夜晚给孩子脱衣服睡觉的时候，摸着孩子，瘦得皮包骨头。我害怕了，和老公一起去市里找孩子的姥姥姥爷。

到市里的第二天夜晚，孩子突然大哭，作呕，但吐不出来，脸和唇都发紫，全家人都吓坏了，她姥姥把她倒过来趴着使劲拍打后背，孩子吐出一大口黏痰，才算是喘过气来。

我们急忙上医院做了一系列检查，最后确诊为支气管炎。医生让输液，开始以化痰为主，但是第二天女儿却开始咳嗽、喘，做雾化、输液等，在医院前前后后折腾了两个月。医生说没事了，终于可以出院了。

医生也是好心，临走的时候一再叮嘱，孩子是喘息性支气管炎，很容易复发，不能吸冷气，感冒、发烧、咳嗽都能引起再次复发，如果照顾不周反复发作的话就会诱发哮喘，让我细心护理。

孩子整个冬天没出门，照样咳嗽反复发作　年前我带着孩子回了老家，一整个冬天不敢轻易出门，即使出门也要把孩子的口鼻捂好。孩子还挺好的，没有生病，偶尔会有点喘（问过医生，说是遇到冷空气刺激会引起气管痉挛），但是不影响她的发育。

但是每天的抗生素和各种定喘药物已经把孩子脆弱的肠胃摧残得不成样子，孩子眼袋很重，呈青紫色，鼻梁周围都是青紫色，脸色有点偏黄。说实在话，看着身边别人家几个月大的孩子，白白胖胖的，活活泼泼的，真是羡慕。

添加辅食的时候我们也不懂，生怕孩子吃不够饿着了，喂得多，孩子肠胃负担很重，开始食积了，嘴里臭味儿很重。

关键是这个时候孩子开始生病了。当时孩子高烧 40℃，去了县医院，医生建议输液，我们慌了神，想着在医院就听医生的，输了三天液，孩子疹子出来了烧退了。

一咳嗽、发烧，就输液、吃抗生素　可是没几天孩子又开始低烧，随后高烧，又跑到医院，才知道我们在来来回回的路上又让孩子着凉了，这次孩子开始咳嗽、有痰，听诊有喘的声音，医生让吃三天阿奇霉素，做了六天的雾化，孩子才好。这次孩子病好之后，瘦得吓人，没有力气。

俗话说"三翻六坐九爬"，女儿都快七个月了还不会翻身，胃口也不好。孩子发育真的落后不少，我开始关注孩子的健康，关注育儿知识，每天不停地学习。

我开始反思自己的孩子为什么老生病　由于我是名老师，所以到了暑假能天天带孩子了，同时我也开始反思。我觉得孩子身体差，跟见阳光少有很大关系。以前医生说孩子气管不能受冷气，但也不能一辈子不见冷气啊，得让她慢慢适应。

于是，整个暑假，不管刮风下雨，我和老公都带她出去，这个习惯一直持续到现在的冬天，不过冬天刮大风时会护好她的口鼻。我发现，这个习惯真的太好了，太阳真的是最好的药，最好的钙片，最好的补品。孩子的身体真的一天天好起来了。孩子的脸蛋虽然没以前白了，但是更红润了，呼吸也比以前有力了。

细心照顾见成效　虽然照顾很细心，但孩子仍然会生病。有一次，女儿咳嗽、流鼻涕。家人说，把抗生素吃了吧，我没同意。听有的妈妈说熬红糖姜水给孩子喝效果不错，就赶紧给孩子煮了，喝了一天，感冒就好了。又有一次，孩子嗓子里有痰，喝了四天的陈皮萝卜水，痰化开了，病也好了。

从这以后我开始迷上中医了，我更坚定地用中医的方法来调理女儿的身体。我经常跟很多妈妈们聊天，也学到了很多方法，食疗、推拿。经过一段时间的推拿和食疗，孩子慢慢好起来了，身上的肉也一点点长起来了，腿也慢慢地有力气了。

冬天真的别让孩子热着　今年入冬，孩子夜晚睡觉时嗓子常出现吞咽的声音，而且鼻腔里总有"咔咔"的声音，吸气正常，但是不能马上出气，睡觉也要翻几次身，一夜得喝几次水。

询问了身边有经验的妈妈们，才知道女儿是热着了。因为夜晚房间有暖气，孩子怕热啊。当天夜晚换了薄被子以后，孩子睡得跟小猪一样。

这个治肺燥的食疗方非常好 我女儿内火大，饭量也大，我们重新调整饮食，把睡前的一顿奶彻底停了，去火食疗小秘方（一把绿豆煮十分钟，关火焖二十分钟之后放入几块梨和萝卜，再煮十分钟即可），孩子爱喝，还能祛火润肺，特别好。当天就见效了，夜晚孩子又呼呼大睡到天亮。

孩子生病多半是因为外感和积食 冬天已经过了一半儿了，孩子再也没有咳嗽过，身体反而越来越好。以前我拿幼儿的身高体重对照表来对照，她总在下等，现在已经到中等了。我现在彻底理解了老人说的那句"要想小儿安，三分饥与寒"。

孩子生病多半是因为外感和积食，这些病根又在于饮食不节，时间久了伤了脾胃，没有一个好的脾胃，孩子当然爱生病。脾胃好了，孩子身体的基础牢固了，一点小风小雨根本奈何不了孩子。

我想说的是，其实肺炎也好，支气管炎也好，像女儿这种喘息性支气管炎也好，我们做妈妈的只要细心观察，就可以避免复发，病在于三分治、七分养，这七分养太重要了，预防才是最重要的。

妈妈是最了解孩子的人 我也真正体会到了一句话：妈妈是孩子最好的医生。现在到医院看病的孩子特别多，而且医生确实把孩子的病看好了，但你回家没有管理好孩子的嘴，没有养好孩子的脾胃，孩子还是会生病。

我把自己的经历写出来，只是想说，妈妈们，不管孩子得的什么病，都不要放弃，依靠医生的同时，也要依靠自己，把孩子的身体调养好，才是正事，只要有一个强健的脾胃，好的身体，那什么病都不能打倒我们的孩子！

妈妈是最了解孩子的人，冬天到了，我们可以每天晚上给孩子泡泡脚发发汗、祛祛寒，睡觉前给孩子顺时针揉揉肚子化化积，平时饮食注意不要过饱，零食有节制，孩子会慢慢茁壮起来的。

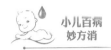

照着书养出个营养不良的孩子，这个错误大部分妈妈都会犯

我是一个孩子的妈妈，但感觉自己更像"凶手"。女儿生下来健健康康，没想到在我的"精心"照顾下，孩子反而长期营养跟不上。

流产三次，终于生了个宝贝女儿 结婚后，我怀孕三次，都因为各种原因流产了。第四次怀孕，我万分小心，工作也辞了，在家专门保胎，其过程就不多说了。好不容易生下女儿，我更义无反顾地做了全职妈妈。由于以前的孩子没有保住，我把对几个孩子的爱全部都放在了这个孩子身上。

现在回想起来，我当时太紧张了，奶水不足，让女儿喝了奶粉。我每天学习育儿知识，细到几个月的月龄，应该喝多少毫升奶，应该几个小时喂一次奶都规定了时间。晚上哪怕女儿睡得正香，只要到了时间，我也把她拉起来喝奶。

照书养为啥没养出好孩子 没想到事与愿违，这么细致地照顾，女儿并没有像我想象得那么好，一直长不胖，瘦瘦的，甚至不断吐奶，带她看医生，也没什么毛病，但就是长肉慢。看着别人家的宝宝都白白胖胖的，我看在眼里，疼在心里。

女儿到了四个月，开始加辅食了，我以为是我给的营养不够，就开始每天加水果、蛋黄、肉末。我想着，这么多好吃的供着，女儿营养肯定没问题。没想到过了半个月，女儿的体重非但没有增加，反而大便酸臭，不成形，睡觉爱哭爱折腾。

我吓坏了，连忙带她去医院，医生说是食积，给拿了些药，安排这几天不要吃太多。药还真管用，几天后女儿好了。

孩子的病是当妈的折腾出来的 我又开始进行我的营养饮食，我细致到把米类打成糊，水果弄成泥，肉弄成末，每天搭配在一起，三小时一喂，女儿有时候吃几口，就不吃了，我以为是不合胃口，就倒了重做，基本上每天都是倒了做，做了喂，喂不完倒。每天我就盯着孩子吃饭。

过了十来天，女儿又生病了，这次是拉肚子，还有点吐，又去医院。这么折腾来折腾去，女儿没长肉，反而瘦了。

每天做饭不重样，不爱吃立马重做，她怎么还这么瘦呢？

我心里开始焦躁不安，这可怎么办？这时候我听说小儿推拿非常好，我又不顾家人的反对，带着才六七个月的女儿，跑到离家几十公里远的小儿推拿中心去。当时我想，既然选择了推拿，就找最好的推拿师，去了比较远的地方，住到了集体宿舍。

在小儿推拿中心，每天老师都在教育我怎么给孩子吃东西，先不让孩子吃肉、奶、蛋。推了十天，女儿的大便正常了，脸色也红润了许多，我就给她吃了一点蛋黄，没想到当晚女儿睡觉就不大好，老师批评了我，我不敢再私自行动了。

后来推拿了二十来天，我带女儿回到了家，家人看到女儿的进步也十分开心。我也学会了推拿的基本手法，每天给女儿做保健推拿，过了一段时间，我感觉女儿的体重增长还不是很快，就慢慢开始加肉、蛋，可孩子还是不长，反而睡觉不太好了。

这么折腾了几个月，我几近崩溃，我每天做饭不重样，孩子不爱吃我立马重做，她怎么还这么瘦呢？看着女儿又黄又瘦的小脸，唉，我的内心是焦虑的。

后来，我又带着孩子去咨询了一位北京的营养专家，营养专家说，别追着喂，孩子饿了自己会要，别吃撑了，多带孩子活动，慢慢就好了。我只好半信半疑地实施了。

饿出来的不挑食宝宝 但是令我想不到的事情发生了，吃了饭四个小时之后，女儿拉着我要馒头。我试着给她弄一块，没想到她真不挑食，开开心心地吃完，那真叫香。

我让她喝了点水，她又去玩了，中间要了两次水，四个小时之后又来找我要吃的，我做了点米粥给她，炒了点青菜，孩子真不挑食，直接香香地吃完了。

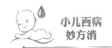
这么几天过去，女儿的大便不再酸臭，面色也好了许多。我这才明白，不是女儿挑食，而是我把她撑着了，每天只想着科学喂养，没想到孩子的差异性。孩子不是不会表达，是我没给她机会表达，是自己的心态作祟，就怕孩子吃不饱。

妈妈给孩子喂饭的经验 此后，我学习做辅食，做饭，尽量均衡营养搭配，不再强迫孩子吃饭，孩子反而一天比一天好，自己要东西吃，自己要水喝，小脸一天天红润起来，活泼起来，我看在眼里，喜上心头。

我之所以把这份经历写出来，就是想呼吁妈妈们，不要盲目攀比，孩子真的个体差异性太大，不能看人家吃个鸡腿，开心得很，自己的孩子也来一个吧，说不定孩子就食积了。

让我们放弃填鸭式的喂养吧！

从孩子断奶、添加辅食起，填鸭式的喂养就开始了。孩子底子好的，能消化的，就会体重超标；底子不好的，就会出现食积，最后导致骨瘦如柴！家长无意之中的错误喂养，其实是把中医"五劳七伤"中的"食伤"强加给了自己的孩子！

请各位家长检查一下自己的喂养方式，是不是也把"食伤"强加给了自己的孩子？

哭了拿吃的哄？孩子差点没了！
看看这位妈妈的"惊魂一分钟"

有个宝妈给何老师讲了她与孩子的"惊魂一分钟"，我感觉这是大家在养孩子过程中经常犯的错误，这位宝妈也强烈建议我把她的错误分享出来，让大家引以为戒！

孩子哭了，我拿美食去止哭引来危机 晚上我下班回家，孩子正坐在家里的地板上玩。一天没见孩子了，我看到他后非常高兴，就过去跟他说话。可是当时我没注意脚下，只听得"咔嚓"一声脆响，儿子一扭头，"哇"地哭了起来，嘴里说："你把我的超级飞侠踩死啦！"

我一低头，孩子的一个像变形金刚一样的小玩具真的碎成几块儿了。我赶紧给儿子道歉，可他还是哭。我知道，这是儿子目前最心爱的玩具，因为他一直在看这个动画片。

正在无奈之际，我忽然看到茶几上有个盒子里放着几个剥好的核桃仁。于是我就拿了一个往孩子嘴里放，还说："快，吃个香香的核桃！"孩子一看吃的来了，哭声戛然而止，但是气还没喘过来，还在抽泣。

孩子呛着了，幸好老公会急救　我刚把核桃仁放到孩子嘴里，正好孩子在深吸气，结果孩子一下子就呛着了，张着嘴，很快脸就变红了，当时我吓坏了，我不知道该怎么办了，大声叫"老公"。

老公过来一看，马上把孩子从我怀里抢过来，左手托着孩子的肚子，让孩子趴在他的大手上，用右手在孩子的后背上"啪、啪、啪"重拍了三下，儿子嘴里的核桃仁终于出来了。

晚上把孩子哄睡后，我忍不住在老公怀里哭了。以前没觉得老公怎么样，那一刻真是感觉家里不能没他，要不然孩子真的就没了。

千万不要在孩子哭的时候喂食　小孩子都爱哭，只要自己心里不爽，或者大人没满足自己的愿望，大部分都用哭来抗议，有些还哭起来没完没了。家长都被哭得手足无措、焦头烂额的，特别是家里的老人，爱这么处理："宝宝别哭，给你拿好吃的！"把吃的东西顺手就塞孩子嘴里了。其实，孩子这时候最容易噎食引起呛咳，诱发生命危险。

为啥呢？我们的咽部是食物和空气共同的通道，呼吸和吞咽食物都要通过咽部。气管位于颈前正中食管的前方，咽东西的时候，会厌部会把气管口关闭，气管是闭合的，食物就从后面进入食管。但孩子在哭的时候，会厌部没有完全关闭气管，这时候食物很容易就进入气管。轻则引起一阵狂咳，把食物咳出，重则无法呼吸。

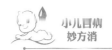
　　<u>家长们一定要牢记孩子呛咳时的急救方法</u>　马上就要过年了，家里会放很多坚果、零食，孩子也容易被噎到呛到，家长们一定要学一学"海姆立克急救法"。

　　让宝宝坐着，保持上身前倾，家长从背后环抱孩子，双手一手握拳，另一手握紧握拳的手，快速向内向上冲击腹部，直到异物排出。如果孩子太小，也可以采用上文这位宝爸的做法。另外，提醒家长们注意，不要让孩子吃太多比较黏的东西，比如口香糖、汤圆、年糕之类的，这些食物也比较容易造成噎食。

用退烧药过量，孩子出现严重的不良反应

　　发生在别人身上是故事，在自己身上就是事故了！很多宝妈自告奋勇，自揭伤疤，向我讲述自己的育儿经历。今天就讲讲这位宝妈给孩子用退烧药的亲身经历吧，希望大家引以为戒。

　　<u>对乙酰氨基酚滴剂，这种退烧红药水谁家都会备</u>　我女儿5岁了，平时身体非常棒，很少生病。前几天她突然发烧了，我带她到医院去看，大夫给开了退烧药对乙酰氨基酚滴剂（这种退烧药相信宝爸宝妈们一定不会陌生）。

　　大夫说，孩子发烧的时候给她按剂量喂，不发烧不要喂。于是，女儿输完液后我就拿着药回家了。

　　<u>喝了退烧药后孩子突然呼吸急促、脸色刷白</u>　回家以后，孩子的烧没有退下来。我当时很心急，就给她喂这种退烧药。到了第二天中午，我突然发现孩子的情况不太好，脸刷白刷白的，跟家里的白墙一样。孩子没精神，呼吸音也比较粗。

　　当时我就赶忙叫老公把孩子往医院送。到了医院，医生赶快给孩子做血常规检查，一验不要紧，结果真是吓一大跳，医生说孩子的白细胞数量已经降到最低了，血小板的数量也很低。然后医生就问孩子吃的什么药，我说孩

子这两天烧一直不退，给她喂了退烧药对乙酰氨基酚滴剂。大夫问喂了多少，我说两瓶。

大夫听了当时就说，怎么能给孩子喂那么多！这种药虽然是退烧的常用药，但也是有副作用的。这种药肝肾功能不全者慎用，另外，孩子体温不超过 38.5℃，不建议用退烧药。再说了，孩子退烧也有个过程，怎么可能一下子就降到正常值呢？两天给孩子用两瓶，能不出问题吗？

再次提醒各位家长，孩子发烧不是什么坏事情，它可以调动身体的免疫力去对抗病菌。所以家长们不要心急，不要想着一下子把孩子的体温降下来。当然，如果超过 38.5℃，最好使用退烧药，然后到医院去就诊，以免引起高热惊厥。